ESSAI

SUR UNE

INTOXICATION AIGUË ET CHRONIQUE

OBSERVÉE

CHEZ LES PEIGNEURS DE CHANVRE

PAR

Louis SALOMON

DOCTEUR EN MÉDECINE DE LA FACULTÉ DE PARIS
EX-INTERNE DE L'ASILE D'ALIÉNÉS DE LA SARTHE
MÉDECIN DE SAVIGNÉ-L'ÉVÊQUE (SARTHE)

PARIS
G. STEINHEIL, ÉDITEUR
2, rue Casimir-Delavigne, 2

LE MANS
LIBRAIRIE EDMOND MONNOYER
12, PLACE DES JACOBINS, 12

1893

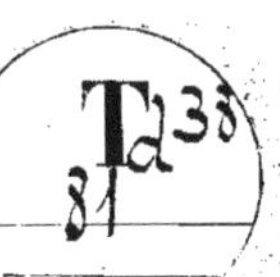

ESSAI

SUR UNE

INTOXICATION AIGUË ET CHRONIQUE

OBSERVÉE

CHEZ LES PEIGNEURS DE CHANVRE

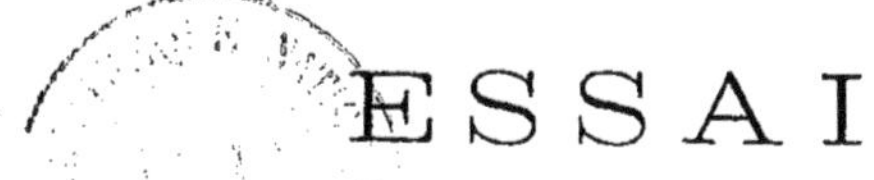

ESSAI

SUR UNE

INTOXICATION AIGUË ET CHRONIQUE

OBSERVÉE

CHEZ LES PEIGNEURS DE CHANVRE

PAR

Louis SALOMON

DOCTEUR EN MÉDECINE DE LA FACULTÉ DE PARIS
EX-INTERNE DE L'ASILE D'ALIÉNÉS DE LA SARTHE
MÉDECIN DE SAVIGNÉ-L'ÉVÊQUE (SARTHE)

PARIS
G. STEINHEIL, ÉDITEUR
2, rue Casimir-Delavigne, 2

LE MANS
LIBRAIRIE EDMOND MONNOYER
12, PLACE DES JACOBINS, 12

1893

INTRODUCTION

Nous avons pris pour sujet de ce travail, des accidents qui sont pour nous d'une observation journalière, ce sont ceux présentés par les peigneurs de chanvre. Depuis quelques années, nous avons recueilli tous les faits répondant au type que nous présentons aujourd'hui, consignant aussi bien ceux qui peuvent servir à la thèse que nous soutenons, que ceux qui peuvent l'infirmer.

Nous nous sommes aussi préoccupé de savoir ce qu'il y avait d'écrit sur la question ; la bibliographie est des plus pauvre ; dans le traité d'hygiène de M. le professeur Proust, on ne trouve mentionnée, à part un travail de Toulmouche, de Rennes, qu'une série de travaux et mémoires de dates déjà anciennes, s'occupant à peu près exclusivement des inconvénients du rouissage et des moyens d'y remédier.

Cette pauvreté d'écrits nous a bien inspiré la crainte de paraître téméraire, mais les nombreuses observations toutes concordantes que nous présentons dans ce travail, nous ont permis de vaincre cette défiance de nous-même. Nous espérons que nos juges nous accorderont toute leur bienveillance pour cet essai consciencieux, s'il est insuffisant.

Notre but en effet est modeste : il s'agit de mettre en évidence, des accidents déterminés par une profession qui s'exerce d'ordinaire loin de la Faculté, c'est-à-dire, là où le praticien de province, a le devoir de faire œuvre utile quoique incomplète.

Nous ne ferons que soulever la question de pathogénie de peur d'être trahi par nos forces et mériter le titre d'audacieux, perspective, qui, nous le répétons, a bien failli nous arrêter dans nos projets.

Nous ne possédons aucune notion sur l'anatomie pathologique, malgré les recherches que nous avons faites dans les différentes écoles : Angers et Lille, recherches entreprises dans l'espoir que ces pays où l'industrie du chanvre existe, pourraient nous fournir des documents importants. Ces documents seraient venus fort à propos pour donner la note scientifique à notre thèse, qui privée de cet appoint reposera tout entière sur l'observation.

Cette absence de renseignements dans les Facultés, s'explique par un fait sur lequel nous attirerons vivement l'attention dans le cours de notre travail : C'est la rareté chez les peigneurs de chanvre, de maladies susceptibles de les amener à l'hôpital, sorte d'immunité qu'ils possèdent même pour les maladies quelconques.

Aussi devons-nous énoncer tout de suite, pour ainsi dire en vedette de notre travail, les grands traits du type que nous voulons présenter pour répondre à l'objection suivante: A quoi bon décrire longuement une affection qui ne mène jamais ses victimes à l'hôpital ? Notre réponse sera facile et nous fera comprendre, quand on saura que les ouvriers du chanvre, présentent des troubles de la nutrition générale, suffisants pour entrainer une atrophie de tous les tissus, de tous les systèmes, excepté le système osseux; cette atrophie portant en particulier sur le système musculaire et les viscères, est accompagnée d'une extinction pour ainsi dire absolue du sens génital, de métrorrhagies, d'avortements chez la femme, d'accès de fièvre avec frissons, chaleur et sueurs. On voudra bien nous accorder après cette énumération, au moins provisoirement, que si ces troubles ne sont pas ceux des malades d'hôpital, et si leur cause peut nous échapper, qu'ils sont du moins du ressort de la médecine, surtout de la médecine prophylactique.

C'est par un essai de prophylaxie en effet que nous terminerons ce travail.

Mais avant d'aborder ces divers chapitres, qu'ils nous soit permis de remercier Monsieur le Professeur Proust, et de lui dire combien nous lui sommes reconnaissant, d'avoir bien voulu nous faire l'honneur d'accepter la présidence de cette thèse.

Nous nous reporterons en arrière au temps de nos premières études médicales, pour exprimer notre reconnaissance aux Maîtres qui nous ont guidé, et nous ont les premiers appris à aimer et à respecter notre profession. Nous devons surtout beaucoup à la mémoire du docteur Bourdon des hôpitaux de Paris, qui pendant une période difficile de notre vie d'étudiant, a été pour nous non seulement le meilleur des maîtres, (car jusqu'ici il nous a toujours servi de guide), mais en même temps comme le meilleur des pères.

Nous devons également des remerciements bien sincères, aux Maîtres qui ont bien voulu nous aider dans cette dernière partie de nos études. Nous n'oublierons jamais l'accueil bienveillant de Monsieur le Docteur Reynier de Tenon, et de Monsieur le Docteur Richelot de St-Louis. C'est à eux que nous devons d'avoir pu compléter rapidement notre instruction chirurgicale, que les progrès de ces dernières années rendaient insuffisante.

Que Monsieur Launay, Instituteur de Champagné, qui a bien voulu m'aider à recueillir mes observations, tâche d'autant plus ingrate et difficile, qu'elle était plus étrangère à sa profession, reçoive mes remerciements les plus sincères. Qu'il me soit permis de dire à tous mes collaborateurs, combien je leur suis profondément reconnaissant :

A Monsieur Leduc-Ladevèze, d'avoir bien voulu mettre ses filatures à ma disposition. A ses contre-maîtres, Messieurs Guiet, Prunier, Villeret et Brissaud de m'avoir donné, un accès facile auprès des ouvriers et des renseignements tellement précieux qu'ils font la charpente de notre thèse. Enfin aux ouvriers de bonne volonté, qui se sont prêtés de très bonne grâce, aux pesées, mensurations, examens et interrogatoires très ennuyeux, je l'avoue, qu'ils ont eu à subir pendant longtemps.

Nous ne voulons pas terminer, sans remercier hautement tous les habitants du pays où nous exerçons, pour les 13 ans de confiance qu'ils nous ont accordés. Ils ont fermé l'oreille aux propos malveillants, que notre titre d'officier de santé et peut-être un sentiment peu avouable, faisaient tenir autour d'eux. Il fallait une foi robuste pour y résister, notre reconnaissance doit en être plus grande; ils nous ont fait crédit, ils ont bien fait. Nous payons aujourd'hui notre dette, heureux pour eux autant que pour nous, dont la carrière est déjà avancée. Nous remercions tout nos amis qui ont remonté notre courage dans les moments difficiles, et se sont associés à nos joies comme à nos peines.

CHAPITRE I

Le chanvre.

Nous ne voulons pas ici faire l'histoire naturelle complète du chanvre, au point de vue morphologique pur. Nous nous contenterons de rappeler quelques détails qui présentent pour nous un certain intérêt. Ces détails ont trait à la culture du chanvre, à certaines différences dans les propriétés physiques et chimiques, d'après les procédés employés en culture ; aux différences de toxicité d'après le pays d'origine, toxicité envisagée au point de vue industriel qui nous intéresse ; enfin nous dirons un mot des propriétés thérapeutiques du chanvre, avec la préoccupation de savoir si un rapprochement n'est point possible, entre les effets physiologiques étudiés par le médecin thérapeute, et les effets toxiques que nous croyons devoir soumettre à l'attention du médecin hygiéniste.

Ce parallèle ne sera qu'esquissé dans notre travail; ainsi que nous le disions au début : la pathogénie reste obscure.

Nous espérons que d'autres plus savants, estimeront que le sujet vaut la peine d'être approfondi, heureux pour notre part d'avoir contribué à son étude.

Le Chanvre(cannabis sativa) est une plante annuelle

dioïque. Toutes les parties de la plante exhalent une odeur particulière très prononcée.

« Ce nom de (cannabis sativa), désigne aujourd'hui, deux plantes que Lamarck considérait comme spécifiquement distinctes, le chanvre commun et le chanvre de l'Inde, auquel il donnait le nom de cannabis indica. Les différences entre celui qui croit dans l'Inde, et celui de notre pays ne sont pas assez considérables pour légitimer la division de Lamarck, et s'il est vrai que celui de l'Inde soit beaucoup plus actif, il est également démontré que l'intensité de son action, varie avec l'altitude à laquelle il pousse.

« Les sommités fleuries du chanvre femelle de l'Inde forment la base du haschisch. »

« Les principes constituants les plus importants du chanvre sont une résine et une huile volatile. »

« Il est narcotique et stimulant du système nerveux » (Lanessan). Etant donné cette identité presque complète, entre deux variétés botaniques à l'une desquelles on s'adresse pour obtenir le haschisch, poison violent du système nerveux, on sera déjà moins surpris d'apprendre, que la pneumoconiose ou les accidents locaux d'eczéma et de stomatite, sont loin d'être les seuls troubles présentés par les ouvriers du chanvre, et l'on sera disposé à admettre chez eux l'existence, si les faits promis sont concluants, de troubles généraux liés à une intoxication.

Cette identité des diverses variétés de chanvre affirmée par les naturalistes contemporains, nous l'avons retrouvée exposée avec quelques détails intéressants, dans un ouvrage appartenant à la bibliothèque du Mans et écrit par un auteur manceau, M. Vétillard, ancien Conseiller Général de la Sarthe. Cet ouvrage est fait au point de vue industriel, mais contient sur l'histoire de la culture du chanvre, des passages dont l'analyse nous aidera à tirer plus tard nos conclusions.

Le chanvre n'a plus de patrie et pousse dans tous les climats. C'est une plante universelle et on peut la cultiver sous toutes les latitudes; trois ou quatre mois suffisant à son développement complet, la température nécessaire à sa culture se rencontre partout.

Il est probable cependant qu'il a son berceau d'origine dans l'Asie. Forbes-Royles fait remarquer à ce sujet l'analogie entre les noms latin et grec : Cannabis et le nom arabe : kinnub.

On le trouve à l'état sauvage en Asie dans les marais qui entourent l'Itysh, au pied des montagnes et au delà du lac Baïkal. Très répandu en Europe, sa culture remonte aux temps les plus reculés.

C'est en vain, dit M. Vétillard, que les botanistes ont essayé de diviser le chanvre en plusieurs espèces. Le chanvre européen cannabis sativa et le chanvre asiatique cannabis indica, ne forment que deux variétés de la même espèce.

Leur identité, en effet, a été démontrée par Husson (du Caire) et Christson, en Angleterre. La différence de culture est la seule cause de ces deux variétés, purement artificielles.

En Asie, on le cultive surtout pour en recueillir une résine douée de principes narcotiques célèbres, et destinée à préparer le Haschisch des Arabes, le churrus des Indiens, le gunja qu'ils fument, et enfin les infusions connues sous le nom de Bhang et subjee.

Pour faciliter le développement de cette résine, il faut que la plante soit librement exposée au soleil et à l'air. Aussi les Indiens espacent-ils les pieds destinés à produire le chanvre de 3 mètres environ les uns des autres. L'action de l'air, de la lumière, de la chaleur modifie la nature des fibres. Elles se lignifient, deviennent raides, dures, cassantes. La résine, seul produit recherché par les indiens est très abondante. Les fibres sont sacrifiées et inutiles. En Europe au contraire où la résine n'est pas recherchée, où les fibres textiles sont la seule partie employée on favorise le développement de ces fibres, au détriment de la production résineuse. Voici comment on procède, on étiole les plantes en les soustrayant aux rayons du soleil, à l'influence de l'air, l'*absence de lumière, de chaleur et d'air diminue la densité des tissus, arrête les sécrétions*. Pour obtenir ce résultat on sème le chanvre très dru, ses tiges poussent très serrées les unes contre les autres très longues effilées. Elles semblent s'élancer à la recherche de l'air et de la lumière, les fibres libériennes ne se lignifient pas, elles sont plus longues, plus souples, plus flexibles, elles se séparent plus facilement des *tissus environnants*, l'écorce en contient davantage à volume égal.

Ainsi une culture différente du chanvre, modifie non seulement les propriétés physiques, mais altère profondément sa constitution chimique. Elle change les rapports de ses éléments. Le chanvre d'Europe a toutes ses sécrétions limitées par l'étiolement, les mêmes éléments le forment, mais ils ne sont pas dans le même rapport que dans le chanvre Indien.

Pour ne pas nous arrêter davantage sur ces préliminaires, nous n'ajouterons qu'un mot : la partie active du chanvre est une résine, la culture à l'européenne diminue la production de cette résine, qui existe aussi bien dans le chanvre indigène que dans le chanvre indien, mais en proportion plus faible. Aussi les effets physiologiques de ce chanvre sont les mêmes que ceux du chanvre indien, mais très atténués, et nous devons nous arrêter un instant à les décrire.

Effets physiologiques du Chanvre.

Les émanations qui se dégagent des plantations de chanvre causent des vertiges, des éblouissements, une sorte d'ivresse.

Ces effets sont dus au cannabène, principe volatil qui se développe d'autant plus que la chaleur est plus intense.

Cette action du cannabène, analogue à celle du chloroforme, d'après Cazin, est fugitive.

La cannabine, autre principe actif du chanvre, est plus fixe, son action est plus durable. La cannabine est hypnotique, calmante, antispasmodique. D'après Cazin, au début elle agit en produisant une excitation passagère des centres nerveux, consécutivement elle produit un effet stupéfiant.

Quelques mots sur le haschisch.

Ce mot signifie herbe, parce que, pour les Arabes, cette préparation est faite avec l'herbe par excellence. Les Scythes l'employaient, se procurant ainsi une ivresse particulière. Ils buvaient la décoction de graines du chanvre. En remontant plus haut, le τό ευπενθὲς d'Homère, n'aurait été qu'un breuvage à base de haschisch.

En un mot, les propriétés du chanvre sont connues depuis un temps immémorial dans la vallée du Tigre et de l'Euphrate.

Plus tard les chroniqueurs des croisades, en observèrent les effets sur les populations musulmanes. Au moyen-âge les princes du Liban, entre autres, le Vieux de la Montagne, en faisaient usage pour fanatiser leurs soldats. Marco Polo le signale à la cour des émirs et sultans orientaux. L'*assis* des Egyptiens, d'après Pierre Alpin, ne serait que le haschisch. La composition du Bangh des habitants de l'Inde, a été donnée par Linné, Chardin, Murray signalent les effets aphrodisiaques du chanvre.

Mais il n'y a que 60 ans que des recherches vraiment scientifiques furent faites à ce sujet. Parmi les plus importantes, citons celles de MM. Liouville et Aug. Voisin.

Voulant être très bref, nous passerons sous silence les diverses préparations orientales et leur composition plus ou moins complexe, pour arriver à la composition chimique du haschisch. M. Courtive isole la cannabine, obtenue aussi par M. Gatinel, sous le nom de haschischine : Matière molle, brunâtre, fusible à 68°, décomposable à une température plus élevée, insoluble *dans l'eau pure, l'ammoniaque et les acides*, soluble dans l'alcool, l'éther et les huiles, les solutions ainsi obtenues sont verdâtres, précipitées par l'addition d'eau, le précipité est poisseux, peu soluble dans les acides.

Le haschisch devrait ses propriétés à une essence, le cannabène, à une résine, la cannabine; mais dans quelles proportions ces deux principes s'y trouvent-ils associés? Les discussions interminables des auteurs n'ont fait qu'embrouiller la question et augmenter l'incertitude. Preobrankensky a été jusqu'à attribuer les effets du haschisch, à la nicotine qu'il a retirée du chanvre.

Quoi qu'il en soit, voyons quels sont les effets physiologiques de cette substance. Laissons de côté toutes les fictions, et plaçons-nous au seul point de vue qui nous intéresse.

I. — Haschischisme aigu.

Il se manifeste dans les premiers moments qui suivent l'ingestion d'une dose faible, par une tendance au mouvement, de l'ardeur stomacale, de la chaleur de la poitrine; puis la tête s'alourdit, et l'engourdissement musculaire s'étend des membres inférieurs aux membres supérieurs, avec fourmillements et picotements. L'acuité de l'ouïe s'amoindrit, les oreilles bourdonnent et le pouls, d'abord accéléré, diminue de fréquence.

Les doses modérées déterminent de l'oppression, du vertige, de la constriction pharyngée, de la sécheresse de la bouche, une pesanteur générale, une excitation des facultés intellectuelles et sensorielles.

A cette phase d'excitation succède le sommeil, mais à son réveil, le sujet soumis au haschisch se rappelle ses visions.

A doses élevées, le délire est furieux, bruyant en paroles, violent en actions, la période d'excitation est abrégée et se termine par la stupeur.

Dans le cannabisme aigu, c'est surtout l'excitation cérébrale qui est remarquable, et qui a donné lieu à toutes les fictions des poètes.

Comme l'a écrit Moreau de Tours, l'esprit est porté à transformer toutes ses sensations, à les revêtir de formes palpables, tangibles, à les matérialiser. Le Haschisché voit sa tête transparente, ceinte d'une auréole lumineuse. Il est transporté au milieu de la mer, bercé sur un bateau avec de belles jeunes filles ou avec les anges. Les hallucinations s'accompagnent d'un délire tantôt gai, tantôt triste. L'halluciné chante, danse, paraît heureux, ou frappe et détruit tout. Le délire change avec l'individu, avec la race, avec le climat. Les orientaux ont des idées voluptueuses. Les occidentaux ont souvent un délire triste ou furieux. Le Haschisché perd la notion du temps, de la distance, des espaces, amplifiant en général tout ce qui l'entoure.

II. — Haschischisme chronique

Le cannabisme chronique apparaît sous l'aspect suivant : la physionomie est farouche ou mélancolique, le facies est stupide ou indifférent, le sujet soumis au haschisch se tient à l'écart, immobile, silencieux, répond peu aux questions qu'on lui pose et reste absorbé dans ses pensées.

La *puissance musculaire* est affaiblie, la *sensibilité obtuse*, les mouvements sont lents et sans précision, les membres raides, la main tremblante.

L'action toxique du haschisch porte directement sur les centres nerveux, provoque un affaiblissement des facultés intellectuelles et physiques, et des *troubles de la nutrition générale.*

MM. Liouville et Voisin ont fait des expériences sur des cobayes ; ils ont démontré à l'autopsie, que dans l'intoxication aiguë, les vaisseaux de la moelle et des méninges sont gorgés de sang, et les membranes maculées par les extravasions sanguines; il existe des ecchymoses sous-pleurales et de l'hypérémie pulmonaire.

Dans l'intoxication chronique expérimentale, les cobayes *s'émaciaient* et devenaient moins actifs; ils perdaient rapidement de leur *poids*, présentaient de l'incoordination motrice du train postérieur, tombaient en cachexie, et atteints de diarrhée, succombaient dans le coma. Les lésions anatomiques ressemblaient à celles de l'empoisonnement aigu.

En résumé : 1° troubles psychiques : excitation au début, dépression, stupeur, puis coma, 2° troubles sensoriels : hallucinations, perte du sens, de l'espace, *Diminution* de la sensibilité générale, *Anesthésie* et *Analgésie ;*

3° Les troubles de la motilité, consistent en troubles de

locomotion, agitation, tremblements musculaires, mouvements convulsifs des fléchisseurs ;

4° Par ingestions : troubles digestifs, nausées, vomissements, épigastralgie, dysphagie, l'*intestin* n'est pas affecté ;

5° Troubles respiratoires : *arrêt* de la respiration par contraction des muscles pectoraux ;

6° Les troubles circulatoires offrent suivant les observateurs, des différences qui ne permettent pas de tirer de conclusion.

7° Troubles *de la vaso-motilité* :

Dans l'intoxication aiguë, la face se colore, la peau rougit, la température périphérique s'élève. Ces perturbations vaso-motrices produiraient des *erythèmes.*

8° Modification des secrétions : — On a signalé la *diurèse* et l'*odeur du chanvre* dans les urines.

9° Action sur *l'appareil génital* :

Le sens génital est affaibli, puis supprimé, le chanvre est aphrodisiaque à dose faible, anaphrodisiaque à haute dose, et provoque des contractions utérines.

Nous avons puisé tous ces renseignements dans un article de Charles Eloy, dans le dictionnaire de Dechambre.

D'après ces considérations physiologiques, il me sera facile de faire ressortir, tout ce qui rapproche les ouvriers du chanvre indigène, des intoxiqués par le cannabis indica, et de prouver qu'ils ont à supporter les effets du même agent.

Nous n'avons parlé jusqu'ici que de la plante entière ou de préparations faites avec la plante sèche. Ce n'est pas sous cet aspect que le chanvre se présente dans les filatures ; aussi allons-nous parler sans retard, de l'opération industrielle, qui a pour but de rendre facilement séparable le liber de la partie ligneuse, c'est-à-dire du rouissage.

Rouissage.

Le rouissage consiste tantôt à faire macérer les tiges dans les rivières, (rouissage à eau courante), dans les étangs, dans les mares, (rouissage à eau stagnante,) tantôt à soumettre le chanvre à l'action directe de l'air, (rouissage à sec,) ou de machines à vapeur, (rouissage à la vapeur).

L'action chimique a toujours le même but si elle n'est pas toujours la même.

Nous ne dirons rien de ces différents procédés; ce qui nous importe de savoir, ce sont les phénomènes physico-chimiques du rouissage, ils sont variables suivant le procédé employé.

Voici ce qui se passe, dans le rouissage à eau dormante que nous prendrons comme type. Les trois premiers jours dégagement d'air chassé par l'eau des interstices de la plante, puis jusqu'au cinquième jour dégagement d'acide carbonique, l'eau devient acide. Vers le sixième jour dégagement d'hydrogène carboné et d'oxyde de carbone, l'acidité de l'eau augmente.

On trouve alors des prot-organismes, causes de cette fermentation acide, bientôt il se développe de l'ammoniaque : l'eau devient alors alcaline. L'opération terminée il se dégage de l'hydrogène sulfuré, qui prive l'eau du routoir de son oxygène en s'en emparant.

Nous n'avons pas à examiner les accidents sur place du rouissage, occupons-nous de l'action de l'eau qui a servi à cette opération sur le chanvre lui-même. A la dernière période l'hydrogène sulfuré se transforme en eau et en soufre, qui forme un enduit grisâtre, imprégnant le chanvre, resté trop longtemps dans le routoir. C'est la vraie cause de la présence du soufre dans certains chanvres, en particulier le chanvre d'Italie.

Nous omettons et de parti pris, l'influence que peut avoir le rouissage sur la santé publique, en viciant l'air de la région où il se pratique.

En effet, il n'y a rien de certain à cet égard, les populations riveraines de la Sarthe, où le rouissage remplit l'air ambiant d'une odeur insupportable, semblent jouir d'une santé aussi parfaite que partout ailleurs. Je n'ai jamais noté plus de malades, dans les contrées où l'on rouit le chanvre en abondance, que dans celles où la culture du chanvre n'existe pas. C'est en vain que j'ai recherché les nombreux cas de fièvres intermittentes cités par certains auteurs. L'intoxication paludéenne a une étiologie trop connue maintenant, pour s'attarder encore à l'attribuer au chanvre en putréfaction.

Il n'en est pas de même de l'eau de rouissage qui est insalubre. Elle peut produire des intoxications qui sont dues à la putréfaction seule, et non aux principes actifs du chanvre. Le chanvre n'abandonne pas son principe actif, comme le ferait par exemple la digitale en macérant dans l'eau.

Le docteur Albert a fait des expériences sur lui-même, qui prouvent que le chanvre indigène produit les mêmes effets que le chanvre indien, c'est une question de dose : il employait des teintures alcooliques, or, la cannabine est très soluble dans l'alcool.

Au contraire, les expériences de Parent-Duchâtelet, sembleraient prouver l'absence complète de principes actifs dans le chanvre indigène; il n'employait que des macérations dans l'eau. Ces expériences contradictoires nous apportent la solution de notre problème. Si Parent-Duchâtelet n'a observé aucun phénomène toxique après l'administration de ses tisanes, c'est parce que le principe le plus actif du chanvre, est presque insoluble dans l'eau.

D'un autre côté, l'eau du rouissage devient acide, nous avons vu que les acides dissolvent peu la cannabine, et lorsque l'eau devient ammoniacale, elle reste insoluble.

Les conclusions sont faciles à tirer, la cannabine se dissout très peu dans le rouissage, reste contenue dans la plante, et si l'on peut conclure avec Parent-Duchâtelet, que l'eau du rouissage ne doit pas sa toxicité au chanvre, on peut conclure également que le principe toxique du chanvre, reste dans la plante et pourra produire ses effets après la dessiccation, pendant les manipulations destinées à transformer le chanvre, en filasse, puis en fil.

Nous ne nions pas néanmoins l'influence du rouissage, sur les propriétés physiques et chimiques du chanvre, puisqu'il est prouvé, que tous les chanvres rouis de la même façon se ressemblent, et que leurs caractères particuliers proviennent du procédé employé. Ainsi, le chanvre de Naples très redouté des peigneurs, contient en outre des principes actifs du chanvre, du soufre résultant théoriquement d'un rouissage trop prolongé, et le soufre mélangé aux autres principes forme une poussière suffocante, qui augmente l'angoisse et le malaise des ouvriers.

Une expérience faite par M. Blanchet, du Mans, est à ce sujet assez curieuse. Étonné de voir les différences énormes d'aspect, que présentent des chanvres récoltés à peu de distance les uns des autres et dans des terrains semblables, alors que des chanvres récoltés aux quatre coins de l'Europe, présentaient quelquefois la plus grande ressemblance.

Il fit l'expérience suivante :

Il ensemença un hectare de chanvre, le récolta, fit quatre parts, les envoya rouir chacune dans un endroit différent, en choisissant les lieux de rouissages renommés.

Quel ne fut pas son étonnement en recevant des chanvres : 1° tous différents entre eux par l'aspect physique: 2° Tous identiques à ceux rouis de la même façon, dans les mêmes lieux. Il résultait donc clairement que les propriétés physiques du chanvre, dépendaient surtout du procédé employé pour le faire rouir.

En est-il de même des propriétés chimiques, c'est probable. Nous n'avons rien trouvé à ce sujet, aucune expérience ne nous permet donc d'affirmer. Cependant voici ce que nous avons remarqué. La poussière du chanvre produit sur l'homme certains désordres, les uns sont aigus, les autres chroniques.

Les désordres qui révèlent l'état aigu, varient en intensité et en forme, suivant le chanvre qui est employé. J'ai non seulement consulté à ce sujet, les ouvriers des deux filatures où j'ai puisé les observations de ma thèse, mais dans d'autres filatures j'ai obtenu une unanimité sur le point suivant : tous les chanvres ne sont pas nuisibles au même degré, quelques-uns même paraissent presque inoffensifs. Voici dans quel ordre ils sont classés par les ouvriers, d'après leurs propriétés nuisibles. En première ligne, le chanvre d'Italie, et surtout celui de Naples. Très peu d'ouvriers peuvent le travailler plusieurs jours de suite. Puis vient le chanvre Rhin vert, dont les propriétés nuisibles nous ont été signalées par un ouvrier de MM. Janvier, du Mans. Les chanvres de la Sarthe, ceux dits de Mamers surtout, rouis dans des mares, tiennent la troisième place. Enfin, comme chanvres relativement inoffensifs, ceux de Russie, ceux de l'Anjou, et surtout ceux de l'Oise préparés à sec. Comme les accidents produits, sont toujours les mêmes dans tous les chanvres, mais plus ou moins accentués, on peut en tirer les conclusions suivantes :

1° Ce sont toujours les mêmes agents de toxicité:

2° Les agents toxiques proviennent bien du chanvre;

3° Le rouissage ne modifie cette action que de la façon suivante : en favorisant ou empêchant la destruction des principes actifs et toxiques du chanvre, et en y ajoutant certains principes nouveaux, qui donnent plus d'intensité aux symptômes aigus sans en modifier la nature.

Examinons la question de plus près : 1° le chanvre le moins nuisible est celui qui est roui à l'air libre, il reste exposé pendant 50 ou 60 jours aux influences de l'atmosphère et de la lumière, certaines combinaisons chimiques sont ainsi favorisées, et leur dernier mot se traduit par la diminution des principes actifs du chanvre;

2° Puis vient le rouissage à eau courante. La plante macérant dans de l'eau sans cesse renouvelée, abandonne le plus possible de parties étrangères à la fibre textile. Le coefficient de solubilité de la résine du chanvre est très faible, mais l'eau n'en est cependant jamais saturée, et en dissout à chaque instant de nouvelles quantités, qui finissent par devenir sensibles.

3° Le rouissage à eau stagnante est le plus mauvais de tous, l'eau de rouissage n'étant pas renouvelée, dissout très peu les principes actifs du chanvre, ce qu'il en dissout imprègne la plante, d'un autre côté, les produits de la putréfaction restent emprisonnés dans les fibres, et lorsque le rouissage dure trop longtemps, nous avons vu à propos du chanvre de Naples qu'il se forme un enduit sulfureux.

CHAPITRE II

Description de l'intoxication cannabienne chez les ouvriers.

En 1864, Edouard Charton écrivait dans une revue à l'usage des gens du monde un article intitulé : Tisserands dans la Sarthe. Nous en extrayons le passage suivant : « En passant à l'heure du repas dans les pays de fabrique de toile, l'étranger est péniblement impressionné de voir assis près de leurs portes, des hommes pâles, au dos voûté, on croirait une réunion de convalescents, ce sont tout simplement des tisserands. »

Et l'auteur, qui n'était pas médecin, ajoute : « La privation d'air et de lumière, le métier étant toujours dans un endroit sombre, a produit ce triste étiolement. »

L'auteur a bien observé le type de l'ouvrier du chanvre, il a bien l'air en effet non d'un malade, mais d'un convalescent. Quant à l'interprétation donnée par l'écrivain, nous verrons plus loin ce qu'il faut en penser.

Voyons d'abord dans quel cadre pour ainsi dire, et au milieu de quel entourage se trouve enfermé, le type que nous venons de décrire sommairement. Bien loin de constituer une digression à côté de notre sujet, les renseignements que nous allons donner, mettront en relief nos observations, et leur serviront pour ainsi dire de repoussoir.

Les habitants de la Sarthe sont de taille moyenne, aux environs du Mans, surtout, ils sont trapus, gros et gras, leur aspect plantureux vous frappe et ce type est tellement accentué, que non seulement il attira notre attention il y a 15 ans, mais nous donna l'idée de faire des recherches sur les causes de cet embonpoint général, et de nous servir du résultat pour faire notre thèse inaugurale. Nous avons pris au hasard le poids d'un grand nombre d'habitants, nous sommes arrivé facilement à établir le poids moyen dans chaque profession. Voici quelques chiffres d'une statistique faite avec soin, et comprenant plus de mille sarthois.

L'ouvrier pèse en moyenne 140 livres. — Le commerçant 160. — Les meuniers, les marchands de bestiaux, bouchers, charcutiers, 180 livres.

L'homme pesant plus de 200 livres n'est pas plus rare que celui pesant moins de 130 livres. On peut même dire que le Sarthois oscille entre ces deux poids. L'exception se trouve au-dessous et au-dessus. Ce poids moyen très élevé, ne semble pas dû à l'hyperplasie du tissu adipeux seul. Tous les tissus participent à cette hypertrophie générale.

Les hommes sont non seulement gras, mais bien musclés, et certains atteignent jusqu'à 230 livres sans être autrement incommodés. Ils peuvent exercer des professions pénibles, celle de charron par exemple.

Dans une commune des environs du Mans, voici ce que j'ai relevé il y a un an environ :

Le maire pesait 190 livres.

L'adjoint 195 livres.

Le notaire 198 livres.

Le médecin 188 livres.

Les neuf cabaretiers pèsaient 230, 210, 200, 195, 175, 172, 165, 163, 160, soit en moyenne 189 livres.

Un des bourreliers 203 livres.

Un perruquier 215 livres.

Un menuisier 180 livres.

Un grainetier 192 livres.

Un marchand des quatre saisons 180 livres.

Un tonnelier 172 livres.

Le poids des fermiers est aussi très élevé, plusieurs atteignent 200 livres.

Je citerai pour terminer quelques poids énormes :

Une jeune fille de 20 ans, Mlle M. de C... pesait 280 livres.

Mme R. de L... pèse plus de 300 livres. M. M..., voyageur de commerce au Mans, avait un poids tellement énorme, qu'il voyageait toujours avec une chaise d'une ampleur et d'une solidité particulière, afin de ne pas s'exposer à briser les chaises de l'hôtel où il descendait.

Un fait non moins remarquable : les étrangers arrivés maigres dans le pays se mettent bientôt en équilibre avec le reste de la population, atteignent un poids qu'ils n'avaient jamais atteint dans d'autres pays. Pour cette catégorie d'habitants, qu'on peut appeler les immigrés, se trouvent éliminées d'emblée deux causes, qui sont invoquées par les Manceaux au sujet de leur embonpoint, la race et l'usage du cidre. Il nous serait très facile, de citer des exemples de maigres devenus gras en très peu de temps, tout en ayant conservé l'alimentation qu'ils avaient avant leur arrivée dans la Sarthe, ne buvant que du vin et de l'eau.

Le manceau qui émigre perd de son poids. Revient-il au pays, il engraisse de nouveau. Je puis citer comme exemple M. C... du Mans, qui, parti en Amérique gros et gras, perdit pendant son voyage 45 livres. Il revint dans un état de maigreur telle, que son médecin me le montra comme un objet de curiosité. Au bout de quelque temps, M. C... avait repris les 45 livres qu'il avait perdues.

Le climat du département de la Sarthe semble donc être, en même temps que le bien-être général et la vie facile, une des plus puissantes causes de cet état de pléthore.

Un autre fait aussi remarquable, nous avait frappé dès le début et nous frappe encore maintenant, et nous pouvons affirmer que les ouvriers du chanvre échappent à peu près complètement à cette loi générale : C'est le grand nombre d'individus porteurs de néoplasmes de toute nature, on peut, il est vrai, invoquer l'hérédité ; mais très souvent cette cause prédisposante manque complètement,et nous croyons que l'on ne doit voir là,qu'une tendance climatérique à faire proliférer tous les tissus, tantôt d'une façon générale, et alors nous avons la pléthore déjà décrite, tantôt se systématisant, se localisant et ayant pour manifestation un néoplasme, qui ne serait qu'une aberration de cette diathèse hypertrophique.

A l'appui de ce que nous avançons, nous citerons, à titre de document, le chiffre des néoplasmes opérés au Mans en trois ans par un seul chirurgien, notre excellent confrère le Dr Delagenière. Il a dû opérer 240 tumeurs de toute nature. Nous n'avons pas besoin de faire remarquer que ce chiffre ne représente que les tumeurs opérables ; que le plus grand nombre des porteurs de néoplasmes qui s'étaient présentés à lui, n'étaient pas dans les conditions voulues pour être opérés, ou n'y ont pas consenti.

Quelques médecins du Mans font aussi de la chirurgie. Bien que je ne possède aucune statistique exacte des opérations faites par eux, soit en ville, soit à l'hôpital, j'ai pu m'assurer néanmoins qu'elles comprenaient un grand nombre d'ablations de tumeurs, ce qui rend énorme le chiffre précédent.

Pour ne pas être taxé d'exagération, ni accusé de sacrifier au désir de faire ressortir le type des ouvriers du chanvre, nous devons à la vérité de dire, qu'il n'y a pas que des gens gras dans la Sarthe, et qu'à côté d'eux, une certaine fraction de la population de ce département, échappe à cette loi, assez générale du reste.

Cette longue entrée en matière, en apparence complètement étrangère à notre sujet, n'a qu'un but : mieux faire ressortir un type qui, lui aussi, échappe complètement à l'état pléthorique, et forme avec le type précédent un contraste d'autant plus grand, qu'il est plus opposé à ce que l'on voit habituellement. Ailleurs, il passerait inaperçu, au Mans c'est impossible.

CHAPITRE III

Étiologie.

Médecin des deux filatures de chanvre d'Yvré-l'Evêque et de Champagné, je m'inquiétais dès le début de l'état de maigreur de presque tous les ouvriers.

Après avoir consulté vainement quelques ouvrages d'hygiène, et en particulier l'ouvrage remarquable de M. le professeur Proust; les trouvant muets à cet égard, je recherchais avec opiniatreté les causes de cette particularité, en examinant avec soin tout ce qui pouvait la produire.

1° Les filatures sont généralement peuplées d'étrangers, j'éliminai donc et d'abord les étrangers, et je laissai de côté la filature d'Yvré-l'Évêque, où peu de gens du pays travaillaient. Mais à Champagné à l'époque où je commençais mes recherches, cela n'était pas vrai. Presque tous les ouvriers étaient sarthois, le plus grand nombre de la commune même, et parmi ceux-ci, je trouvais toujours le même type, celui que j'ai décrit. La race n'avait donc rien à y faire.

2° On pouvait accuser la vie misérable que mène certains ouvriers, l'alimentation défectueuse, la filature de Champagné me donnait encore un démenti, je trouvais parmi les plus caractéristiques des gens qui vivaient bien ; des enfants de cultivateurs, des commerçants se dédoublant, la femme ou le mari faisant marcher l'exploitation agricole ou commerciale, la femme ou le mari travaillant à la manufacture afin d'augmenter l'aisance et le bien-être de la maison.

3o L'alcoolisme ? En général, l'alcoolique dans la Sarthe, est gras. Il boit bien de l'eau-de-vie mais surtout du cidre et du petit vin. Enfin, cela pouvait être vrai pour quelques-uns, mais là, il était facile d'observer que l'ouvrier de la filature s'alcoolisait avec l'ouvrier et le paysan de sa commune, dans les mêmes débits avec les mêmes boissons. Et, alors que ceux-ci restaient dans un état d'embonpoint suffisant, quelquefois exagéré, les autres restaient maigres où le devenaient.

4° L'air confiné peut-être ? Les deux filatures où j'ai observé ces faits sont en pleine campagne, aussi bien aérées que possible. Le local est très vaste pour le nombre d'ouvriers qui y travaillent. La ventilation est suffisante. L'air est renouvelé de telle sorte, que l'on ne trouve guère comme élément étranger à l'air respirable, que la poussière du chanvre. Elle est mise en mouvement et suspendue dans l'air, par les bras de l'ouvrier et les machines employées. La force motrice est une force hydraulique, pas de machines à vapeur, pas d'acide carbonique ni oxyde de carbone, pas de salles surchauffées. Les travaux de nuit se font à la lumière électrique.

5o Restait donc comme agent d'intoxication, la poussière de chanvre. C'est elle seule qui devait produire les désordres observés, mais comment agissait-elle.

N'agissait-elle que comme poussière, en déterminant mécaniquement, par son absorption par les voies respiratoires,et son dépôt dans les différentes parties de l'arbre aérien, une bronchite professionnelle, une pneumoconiose analogue à toutes les pneumoconioses, produites par les poussières végétales et autres; évoluant plus ou moins lentement, conduisant à une fausse tuberculose, avec ses indurations, ses ramollissements et ses cavernes, comme dernier terme, à la phtisie, à l'atrophie de tous les tissus et à la consomption. Je l'ai cru tout d'abord, c'était du reste en rapport avec ce qui a été décrit dans les ouvrages d'hygiène. J'avais tout simplement devant moi, des phtisiques non bacillaires au début, mais offrant à la bacillose un terrain tout préparé ; du reste de nombreux sujets venaient confirmer cette donnée.

Je trouve dans mes observations, trois ouvriers morts depuis, qui ont suivi cette marche, et il n'est pas douteux que ces malheureux n'aient été victimes de la phtisie bacillaire, mais plusieurs raisons m'empêchent de généraliser.

1o. D'abord, la durée moyenne de la vie de ces ouvriers, n'est pas sensiblement inférieure à celle des autres, quelques-uns meurent très vieux et la plupart arrivent assez facilement à l'âge de 60 ans. Je parle bien entendu de ceux qui présentent cette forme d'atrophie dont je m'occupe.

2o. Je rencontre un grand nombre d'atrophiés, qui travaillent le chanvre depuis leur enfance, et pendant plus de 20 ans n'ont jamais ni dyspnée, ni toux, ni expectoration. L'un d'eux me donnait la raison suivante :

« Lorsque l'on commence le métier jeune on s'y habitue. »

Je comparais mes ouvriers avec d'autres, atteints de bronchite professionnelle, respirant beaucoup de poussière. J'en trouvais des gras et des maigres, mais aucun ne me présentait le type d'atrophie du peigneur de chanvre. Les meuniers des environs du Mans sont généralement très gros et très lourds. Les vieux souffrent de la poussière résultant de la mouture des céréales, au point d'avoir des accès d'asthmes terribles. Certains sont en état de dyspnée continuelle. Ces accidents pulmonaires ont un retentissement sur le cœur, sur le foie, leur vie est abrégée par leur pneumoconiose, mais ils meurent gras. J'ai sous les yeux l'observation d'un marchand de charbon du Mans, qui, atteint de gangrène pulmonaire, cachectisé par cette affection au point de désespérer de guérir, ne présentait pas la maigreur typique et conservait encore un poids raisonnable : 70 kilos bien que plongé continuellement dans la poussière de charbon. Opéré avec succès, il a repris un poids énorme et pèse 90 kilos.

Enfin l'observation suivante faite sur un ouvrier de la filature de Champagné, me semble assez intéressante pour être citée à part.

Jad... 42 ans, peigneur de chanvre depuis quinze ans, avant d'exercer cette profession était tailleur de pierres, respirait, dit-il, autant de poussière que maintenant, et en était aussi gêné. A cette époque il était gros et bien musclé, depuis qu'il travaille à la filature, il a maigri très rapidement et ne pèse plus que 55 kilos. ayant

1m 70 de taille, a maigri sans être autrement malade de 15 livres. — Sa pneumoconiose a changé de poussière ; de cette observation il résulte assez clairement, que tant que Jad..., a été soumis à l'influence des poussières de la pierre, ses poumons seuls ont souffert, mais l'état général n'a pas été atteint d'une façon sensible. Au contraire, aussitôt que ses voies respiratoires ont été en rapport avec la poussière du chanvre, il n'a pas été atteint seulement de bronchite professionnelle, mais il a vu ses muscles s'atrophier, l'atrophie viscérale suivre de près l'atrophie musculaire, son ventre se retracter, en un mot devenir typique.

3o Enfin si la pneumoconiose n'existe pas chez tous les ouvriers du chanvre, elle n'est pas non plus le seul état morbide, résultant du contact avec la poussière. Certains symptômes, ayant moins d'inconstance que la pneumoconiose, sont assez fréquents pour être signalés, et font de l'atrophie cannabienne une entité morbide, c'est elle que je vais décrire :

CHAPITRE IV

Description.

Le peigneur de chanvre a une physionomie particulière, si bien caractérisée, que les habitants du pays ne s'y trompent pas, et diagnostiquent très bien sa profession en le voyant passer. On est frappé par son teint terreux, la coloration brune de sa peau, l'amaigrissement de ses traits, son dos un peu voûté, les épaules en avant, la poitrine souvent bombée en haut, aplatie en bas, les membres très grêles, les reliefs musculaires peu accentués, malgré l'absence du tissu adipeux, mais surtout le ventre rétracté. Ce dernier caractère est très important. Une démarche triste et incertaine complète ce type.

Les peigneurs de chanvre n'ont pas de ventre, et cette difformité est telle chez quelques-uns, qu'on se demande où peuvent loger les viscères qui ont élu domicile dans la cavité abdominale.

Ce qui nous frappe surtout dans le portrait que nous venons de faire du peigneur de chanvre, c'est l'atrophie extrême qui semble atteindre tous les tissus. Cette atrophie se trouve à différents degrés, suivant, non pas les individus, mais l'atelier et le temps que l'ouvrier y a séjourné.

Comparaison entre un ouvrier peigneur
et un ouvrier vigoureux de la Sarthe.

Les ouvriers les plus atteints sont les peigneurs, parce qu'ils travaillent plus longtemps le chanvre. Ce sont des professionnels, tandis que les cardeurs, qui sont la plupart du temps des ouvriers de passage, sont d'ordinaire beaucoup moins atteints; bien que pendant leur séjour à l'atelier, ils soient en contact avec une quantité plus considérable de poussière, la carde n'étant qu'un peignage mécanique plus rapide.

Dans les autres ateliers on ne trouve guère que des types très atténués, parce que en dehors du peignage et et du cardage, les autres manipulations subies par le chanvre, développent beaucoup moins de poussière. De là deux types, le type complet et le type atténué. Ce sont eux que nous allons continuer à décrire.

Ces types comportent des accidents d'intoxication aiguë et d'intoxication chronique.

Intoxication aiguë.

Elle se révèle à l'occasion de l'entrée à l'atelier; aussi bien pour ceux qui ont déjà travaillé et reprennent leur travail interrompu, que pour les ouvriers qui débutent.

Dans le premier cas, c'est une poussée aiguë greffée sur une intoxication chronique, dans le second cas les accidents aigus ouvrent la scène, et préparent le chemin à la chronicité.

Symptômes. — Le malade est pris de *céphalée*, de malaise général, de *dyspnée angoissante*, de courbature, de *frissons*, de *chaleur*, de *sueurs*.

Ces phénomènes se succédent dans le même ordre que

dans l'accès de fièvre palustre. Comme dans cette manifestation aussi, il arrive parfois que l'un ou l'autre des symptômes vient à manquer, présente plus d'intensité ou n'occupe pas sa place.

Le phénomène douleur, est susceptible de se manifester sous la forme de toutes les *névralgies:* faciale, intercostale circonflexe, crurale, sciatique, iléo-lombaire.

Certaines manifestations locales viennent souvent enrichir la symptomatologie. La *stomatite* décrite par Toulmouche, la *conjonctivite*, des *ulcérations nasales*, des poussées *d'eczéma* ayant son siège de prédilection derrière les oreilles et sur les mains, (ces accidents cutanés sont comparables à la dermite eczemateuse, décrite par M. Leloir chez les ouvriers du lin); enfin on observe aussi quelquefois des *érythèmes* dus à des troubles vasomoteurs.

Marche. — Ces accidents sont généralement légers et de courte durée. Le malade se couche, s'endort, son sommeil est peuplé de *rêves* fantastiques dont il se souvient plus tard. Au réveil, l'accès est terminé et l'ouvrier peut reprendre son travail sans inconvénient, c'est la fièvre du chanvre. Le traitement ne présente pas d'indications spéciales. Les accidents semblent céder à la thérapeutique des affections auxquelles ils ressemblent.

Intoxication chronique

Symptômes. — L'intoxication chronique est plus ou moins précédée d'accidents aigus répétés, mais le premier symptôme est *l'amaigrissement rapide.* Le peigneur perd de son poids. Son ventre *est rétracté*, sa peau devient *brune*, son dos se voûte, son système *pileux* se développe. Les *ongles* et les *orteils* se déforment. Le *système nerveux* n'est pas épargné. Les sensibilités sont émoussées, les réflexes diminuent sans ataxie, mais la marche est incertaine. On observe quelquefois des plaques d'anesthésie et d'hypéresthésie. La *force musculaire* s'affaiblit, le *sens génital* excité au début est diminué, puis aboli. L'urine est en général abondante, il y a *polyurie* et *pollakiurie*, son *odeur* rappelle celle du chanvre. Ce caractère, décrit dans l'intoxication du cannabis indica, m'a été signalé par M. Launay. En bouchant 21 bouteilles d'urines que je lui avais fait recueillir pour les analyser, cette odeur le frappa, il crut d'abord qu'elle provenait de ses vêtements à la suite d'un séjour prolongé dans les ateliers, mais il lui fut facile de voir qu'il se trompait.

Chez la femme, on observe en outre des troubles de la menstruation; *aménorrhée*, *dysménorrhée* et *métrorrhagies*. Chez elle le *sens génital* d'abord excité disparaît rapidement. J'insiste sur ce symptôme. Voici ce qui se produit en général pour chaque sexe. L'homme résiste assez longtemps à l'influence du chanvre, puis peu à peu le sens génital s'affaiblit et disparaît complètement. La femme excitée au début, avoue alors de puissants désirs vénériens, mais cette exaltation est de courte durée, et au bout d'un temps relativement court, l'homme et la femme peuvent vivre sans inconvénient, dans un état de promiscuité, qui est partout ailleurs le principal danger des ateliers mixtes.

Le chanvre exerce son influence sur l'utérus. Nous venons de voir que les femmes étaient mal réglées ; outre la métrorrhagie, l'avortement est très fréquemment observé. Je ne crois pas qu'on puisse attribuer ces accidents comme l'ont fait certains auteurs, à la station debout des fileuses. Il nous suffit de rappeler que le cannabis indica provoque des contractions utérines. Nous avons vu des métrorrhagies durer plusieurs semaines, résister à tous les moyens thérapeutiques, eau chaude, ergotine, mettant la vie en danger et plongeant les malheureuses patientes dans un état d'anémie profonde. Les métrorrhagies sont les seules hémorrhagies que nous ayons pu constater.

Les grossesses sont rares et évoluent difficilement. Beaucoup n'arrivent pas à terme, le produit de la conception chétif, malingre, nerveux, meurt très souvent dans le premier mois de la vie extra-utérine. Dans ces ateliers où l'anémie est l'une des plaies de la femme, on ne trouve pas souvent le nervosisme des autres anémiques. Pas d'hystériques et pas d'attaques à grand fracas. Depuis treize ans nous n'avons recueilli qu'une observation d'épileptique. Nous rencontrons rarement de l'exaltation nerveuse, presque toujours de la dépression.

Pneumoconiose. — Il existe un autre état morbide appartenant à l'intoxication cannabienne, c'est la bronchite professionnelle. Considérée jusqu'ici comme déterminée par l'action de présence des poussières dans les bronches, elle ne présentait rien de particulier, rien d'intéressant à signaler, je crois qu'il n'en est pas ainsi : 1° ce ne sont pas les chanvres qui contiennent le plus de poussière, qui provoquent la bronchite la plus intense;

2° il est bien facile de voir, qu'un élément nerveux préside en grande partie aux accidents pulmonaires. L'observation le prouve. Dans l'intoxication aiguë, certains ouvriers sont pris d'accès de suffocation ressemblant aux accès d'asthme, d'autres toussent et crachent comme atteints d'une vulgaire bronchite, qui évolue comme elle. D'autres enfin ont une dyspnée angoissante sans toux, sans expectoration, avec douleur irradiée ressemblant à l'angine de poitrine. Enfin, non seulement cette bronchite est variable dans sa forme, dans son intensité, mais elle fait très souvent défaut, surtout chez les professionnels, aussi ne nous attarderons-nous pas davantage sur sa description, lui refusant la première place, qu'elle avait toujours occupée, dans l'histoire des maladies des ouvriers du chanvre, mais la considérant comme une des manifestations de leur intoxication. Ajoutons qu'elle est rarement accompagnée d'hémoptysie, le peigneur qui crache le sang, est presque toujours atteint de bacillose pulmonaire.

Revenons sur quelques symptômes, qui nous permettront de faire une comparaison, entre le peigneur de chanvre et le Haschisché par le cannabis indica.

Liouville et Auguste Voisin ont été frappés dans l'intoxation chronique expérimentale, de la rapidité avec laquelle les cobayes diminuaient de poids, « ils s'émaciaient. » Le même fait nous frappe chez le peigneur. Beaucoup n'atteignent pas 100 livres, ceux qui dépassent ce poids, atteignent rarement le poids normal de l'ouvrier. Et là un fait remarquable doit être signalé : prenez un professionnel, c'est-à-dire l'ouvrier qui a toujours travaillé depuis l'âge de 10 ou 12 ans. Il se développe peu à peu jusqu'à l'âge adulte, il atteint un poids qu'il ne dépassera pas, et ce poids est presque toujours inférieur à la normale. Prenez un non professionnel, c'est-à-dire un ouvrier ne travaillant le chanvre qu'après 21 ans, il maigrit très rapidement, et lorsque son poids est devenu inférieur à celui de l'adulte, en un mot, lorsqu'il s'est mis en équilibre avec les professionnels, cette atrophie semble s'arrêter, ou du moins marcher très lentement.

Ainsi, dans un atelier de douze peigneurs, nous avons les poids suivants : 88 livres, 96 l., 95 l., 94 l., 96 l., 98 l., 77 l., 104 l., 106 l., 110 l. et enfin 120 l. Ce dernier, dont le poids est presque normal, a 1 m. 70 de taille, ne travaille que depuis quatre ans, et pesait alors 135 livres.

Ce n'est pas un professionnel, il continuera à maigrir, jusqu'à ce qu'il ait atteint le poids des autres peigneurs.

Chez les professionnels la taille est normale, par conséquent l'arrêt de développement ne porte pas sur le squelette.

Nous trouvons comme dans le haschischisme des troubles du système nerveux, en général une diminution de toutes les sensibilités, de l'analgesie, un affaiblissement de la force musculaire, et surtout l'abolition du sens génital, symptôme très remarquable et qui frappe dans l'intoxication par le cannabis indica.

Des troubles des fonctions urinaires (polyurie et pollakiurie), l'odeur de chanvre que prend l'urine, des troubles de la vaso-motilité, se révélant par des érythèmes. Enfin, nous avons vu que la dyspnée du peigneur, a très souvent le type angoissant, que présente l'arrêt de la respiration signalé dans l'intoxication cannabienne. L'excitation et les troubles psychiques de l'intoxication aiguë des peigneurs, complètent les ressemblances entre leurs accidents et ceux du haschischisme.

Un seul point reste obscur, et je suis très heureux qu'il m'ait été signalé par M. le professeur Panas. Ce sont les troubles de la vue. Jusqu'ici je n'ai rien observé, qui puisse me permettre de décrire des troubles visuels. Les ouvriers ne s'en plaignent pas, et mon attention a été attirée trop récemment sur ce point, pour avoir pu recueillir des observations intéressantes à ce sujet. J'espère combler cette lacune.

Relations thérapeutiques et toxiques du chanvre.

Avant d'aller plus loin, qu'il me soit permis de faire quelques remarques assez curieuses, sur certaines propriétés du chanvre, et d'établir des relations entre ses propriétés thérapeutiques et ses effets toxiques.

Le chanvre produit sur les ouvriers qui le travaillent, des *accidents fébriles*, qui ressemblent à l'intoxication paludéenne.

En Crimée, le chanvre sauvage est employé avec succès pour combattre certains accès de *fièvre*.

Le chanvre détermine des accès de dyspnée analogues aux accès d'*asthme*.

Les *asthmatiques* éprouvent un grand soulagement en fumant du chanvre indien.

Le chanvre produit une *bronchite* très pénible. Cazin a employé avec succès l'émulsion de chenevis contre la *bronchite.*

Le chanvre occasionne une dermite *eczémateuse.*

Guilbert a employé les infusions de chanvre contre les *eczémas.*

L'action du chanvre sur le système nerveux a été longuement discutée : troubles de la sensibilité, névralgies, etc.

La cannabine est un excellent médicament contre des accidents semblables ayant une autre cause.

Enfin, l'intoxication aiguë du chanvre offre beaucoup de points de ressemblance avec l'alcoolisme aigu.

Nous verrons plus loin que le chanvre et l'alcool sont antagonistes, que le chanvre est un excellent médicament contre l'alcoolisme, et que les peigneurs emploient l'alcool pour combattre le cannabisme aigu.

Pronostic. — Il n'a pas la gravité à laquelle on serait en droit de s'attendre. En dehors du peu de développement du tissu musculaire, de l'absence complète de tissu adipeux, de l'exiguité de leurs viscères, et si l'on met de côté les accidents aigus que nous avons signalés, on trouve que les peigneurs de chanvre semblent jouir d'une santé parfaite, être même réfractaires aux affections microbiennes, fièvres éruptives, fièvre typhoïde. La tuberculose pulmonaire elle-même fait peu de ravages parmi eux, car nous savons maintenant, ce que nous devons penser de cette pneumoconiose, peu fréquente chez les professionnels, moins intense et évoluant plus lentement chez eux, que chez les non professionnels. Il semblerait que leurs voies respiratoires, qui sont certainement envahies par les poussières comme chez les seconds, soient plus tolérantes, puisqu'on ne trouve chez eux très souvent, ni dyspnée, ni toux, ni expectoration. Le poumon ne servirait, pour ainsi dire, que d'organe d'absorption et de porte d'entrée pour une intoxication générale.

Chez les non professionnels la perte de poids apparaît bien nettement. Jusqu'à leur entrée dans une filature, ils pèsent un poids normal, quelquefois un poids supérieur au poids de l'adulte, puis sans aucune maladie, sans perte d'appétit, sans que rien en apparence vienne troubler la nutrition, toutes les fonctions s'accomplissant régulièrement, l'amaigrissement survient quelquefois très vite, au bout de quelques mois, et l'ouvrier, tant qu'il reste en filature, ne reprend jamais le poids qu'il a perdu. Même lorsqu'il abandonne cette profession, il engraisse difficilement. C'est dans cette classe d'ouvriers non professionnels, que les accidents pulmonaires sont les plus fréquents, les plus intenses. Tous ne peuvent même pas s'acclimater, et après un essai pénible de quelques mois ou de quelques années, ils sont forcés d'y renoncer. Ce sont eux qui font d'abord, de la bronchite professionnelle qui prend les allures de la phtisie bacillaire. Je m'empresse cependant d'ajouter que ces cas sont assez rares.

Au point de vue chirurgical, malgré les grandes difficultés que l'on rencontre pour faire de l'antisepsie rigoureuse, les suites des plaies et des opérations sont toujours simples.

Les accidents sans être très nombreux, le sont assez pour m'avoir permis d'être édifié à ce sujet. J'ai vu des blessures où les griffes d'un métier avaient non seulement labouré les parties molles, mais rempli la plaie de raclures d'os, j'ai pu sans difficulté conserver des membres qui semblaient dignes de l'amputation, et avec des moyens thérapeutiques très simples. Les résultats sont meilleurs que dans le reste de ma clientèle.

En résumé, si j'excepte les affections qui appartiennent en propre au chanvre, il me reste peu de malades. Voici le relevé des consultations données pendant l'année 1892, du 14 janvier au 31 décembre.

244 consultations.

148 fois consulté pour les affections ordinaires des ouvriers du chanvre.

Restent 96 cas, 37 appartiennent aux affections épidémiques, et à ce sujet, je dois dire que l'influenza, qui partout faisait de grands ravages, n'a pas fait beaucoup de victimes, peu de cas, pas de décès.

Sur les 59 cas qui restent, si nous exceptons les indispositions et affections trop légères pour mériter un diagnostic, nous ne trouvons plus comme affections qui auraient nécessité l'entrée à l'hôpital, ou le traitement à domicile, que les suivants :

Une typhlite;

Une néphrite ;

Une pleurésie;

Trois rhumatismes.

En tout six malades.

Le peigneur semble doué d'une certaine immunité,

pour les affections autres que les affections dues au chanvre. Non seulement j'ai constaté ce fait dans mes deux filatures, mais, chez M. Janvier, du Mans, il m'a été affirmé que les peigneurs n'étaient presque jamais malades. Là aussi, peu d'influenza, les phtisiques sont peu nombreux, les porteurs de néoplasmes n'existent pas. Comme je l'ai fait remarquer au début, la Sarthe est le pays par excellence des tumeurs. Chez l'ouvrier du chanvre, le néoplasme est aussi rare qu'il est fréquent dans le reste de la population. De même que le climat de la Sarthe, semble favorable à toutes les proliférations, de même le séjour dans une atmosphère de poussière de chanvre, semblerait supprimer complètement cette production cellulaire anormale. Le peigneur de chanvre est condamné à une production minima de tissus, compatible avec la vie et une santé suffisante pour lui permettre de travailler.

Observation I

Fl. de P... Philippe, peigneur, âgé de 50 ans, taille 1 m. 54, 34 ans de travail, maigreur extrême, pèse 44 kilogs, ventre très *rétracté*, a pesé 53 kilogs. Pendant 32 ans la poussière ne le gênait pas, c'est à peine s'il en est incommodé depuis deux ans, et encore ne produit-elle qu'une dyspnée très légère, pas de toux, expectoration nulle, jamais d'hémoptysie. Toutes les sensibilités, thermique, à la douleur, au contact, sont émoussées, le réflexe rotulien conservé, anesthésie plantaire. Le système pileux est développé, les ongles sont déformés, les orteils chevauchent, l'un d'eux est en marteau, la peau est brune. La force musculaire est diminuée, le sens génital est presque complètement aboli depuis longtemps, atteint d'otite scléreuse.

Ainsi, chez cet homme, les accidents chroniques se révèlent par la diminution du poids ou plutôt par son exiguité. F... de P... travaillant depuis l'âge de 16 ans, n'a jamais atteint un poids normal, par les troubles du système nerveux, (diminution de toutes les sensibilités), les troubles trophiques, (système pileux développé, déformation des ongles et des orteils, la coloration, (pigmentation exagérée), la diminution de la force musculaire, enfin l'abolition du sens génital.

L'intoxication aiguë se révèle chez lui par des poussées de *conjonctivite*, d'*eczéma*, de fréquentes *stomatites*. Enfin, par des *céphalées*, des accès de fièvre caractérisés, par des frissons, de la chaleur et des sueurs, et des *névralgies* intercostales et lombaires.

Le point le plus remarquable dans cette observation, où le sujet présente tous les symptômes de l'intoxication

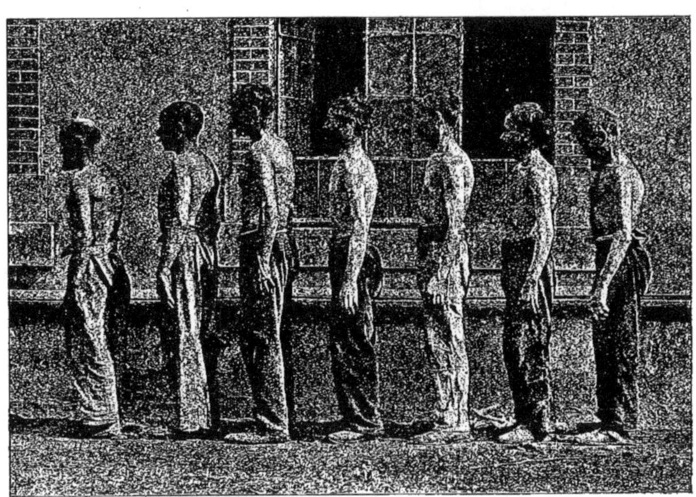

Un atelier de peigneurs de chanvre.

aiguë et chronique, c'est qu'il n'y a pas de pneumoconiose, et, en dehors des petites misères inhérentes au métier, F... de P... est très bien portant et ne se doute pas qu'il est victime d'une intoxication. Les poussées aiguës se font à chaque fois qu'il reprend son travail après l'avoir interrompu, ou qu'on le soumet au travail du chanvre de Naples. Ces troubles sont passagers, et bientôt acclimaté de nouveau, F... de P... semble en état de santé parfaite.

Observation II

Bl..., âgé de 48 ans, peigneur, taille 1 m. 71, 30 ans de travail, maigreur extrême, poids 48 kilog., ventre très *rétracté*, pesait 140 livres à 18 ans, est tombé rapidement à 92, — n'est atteint de pneumoconiose que depuis 1889, avait perdu son poids à cette époque; avant la poussière ne le gênait pas; aujourd'hui dyspnée continue, expectoration abondante, toux fréquente, pas d'hémoptysie; l'auscultation et la percussion accusent des signes de bronchite et d'emphysème. La sensibilité est émoussée; les réflexes presque complètement abolis, pas d'ataxie; la peau est très brune; polyurie et pollakiurie, pas d'albumine ni sucre; force musculaire diminuée; sens génital presque nul surtout lorsqu'il peigne le chanvre de Naples.

Résumons les symptômes de l'état chronique; ce qui frappe dans l'observation de cet homme, c'est son faible poids avec sa taille élevée; il ne travaille que depuis l'âge de 18 ans, il avait atteint le poids normal de 140 livres; mais bientôt, suivant la loi commune aux peigneurs, il tombe à 92 livres; il est atteint de pneumoconiose, peut-être est-il bacillaire mais ne le serait que depuis 4 ans; avant cette époque aucun signe rationnel ni physique ne se révélait, nous trouvons des troubles de la sensibilité plus accentués que chez le précédent, des troubles des fonctions urinaires qui nous paraissent devoir être rattachés à l'artério-sclérose; nous trouvons les mêmes troubles de pigmentation (peau très brune); la même extinction du sens génital, extinction dont le sujet indique très bien l'origine « le chanvre », puisqu'il en fait remonter la responsabilité à une de ses variétés, le chanvre de Naples.

Les poussées d'intoxication aiguë se révèlent, par des stomatites fréquentes depuis trois ans et de la conjonctivite, enfin par la fièvre du chanvre, comme l'appellent les ouvriers, produisant de la céphalée, un mouvement fébrile et de l'anorexie, surtout à l'occasion de la reprise du travail et lorsqu'il peigne du chanvre de Naples et de Mamers.

Observation III

L..., 47 ans, peigneur, taille 1 m. 63, poids 47 kil. 1/2 a pesé 62 kilog.; circonférence du bras 0,16, du tronc 0,63, ventre rétracté; fréquentes stomatites, conjonctivite depuis trois ans; pneumoconiose depuis 10 ans, dyspnée continue, toux fréquente, expectoration abondante, a craché le sang autrefois, sensibilités émoussées. réflexes conservés, système pileux très développé, un orteil en marteau; peau très brune; pollakiurie, l'urine ne présente rien d'anormal, force musculaire diminuée, sens génital presque nul, dyspeptique; céphalées fréquentes. Lorsqu'il cesse son travail un jour et qu'il le reprend ensuite il a la fièvre pendant 24 heures.

L'intoxication chronique est caractérisée par la diminution de poids, le ventre rétracté, les troubles du système nerveux, les troubles trophiques, la coloration de la peau, la diminution de la force musculaire et l'abolition du sens génital; cet homme est atteint de pneumoconiose, il a eu des hémoptysies, c'est le seul peigneur où j'ai rencontré très nettement ce symptôme.

Les hémoptysies, que l'on s'attendrait à rencontrer fréquemment, comme conséquence des accidents pulmonaires, sont très rares et c'est une des différences très tranchées entre les pneumoconioses et la phtisie bacillaire.

Cet homme a des poussées d'intoxication aiguë, caractérisées par de fréquentes stomatites, des conjonctivites, des céphalées, de la fièvre du chanvre et toujours lorsqu'il reprend son travail après l'avoir quitté, cette fièvre chez lui dure 24 heures.

Observation IV

D'A... Charles 57 ans, taille 1m 58, poids 47 kil. travaille depuis l'âge de 12 ans. Ventre retracté, pas de pneumoconiose, pas de dyspnée, ni expectoration, ni toux; pas d'hémoptysie, plaques d'anesthésie au bras et à l'avant-bras droit; Peau brune, force musculaire diminuée, sens génital aboli, n'a jamais eu de grands désirs vénériens; n'est pas incommodé par le chanvre de Naples, a des céphalées, des névralgies du nerf circonflexe et de la fièvre à chaque fois qu'il travaille le chanvre de Mamers; 25 ans de ménage, pas d'enfants.

Cette observation donne lieu à quelques considérations; ce sujet a, comme les précédents, un poids audessous de la normale, le ventre rétracté, la peau brune, l'abolition du sens génital, mais il est intéressant aux points de vue suivants : le vieux peigneur, qui travaille depuis l'âge de 12 ans, n'a jamais atteint un poids normal, a toujours conservé ce poids, n'a pas de pneumoconiose, pas de dyspnée ni toux, ni expectoration, il vient à l'appui de ce que j'ai dit plus haut, que les professionnels, ceux qui ont toujours travaillé le chanvre, n'atteignent jamais le poids de l'adulte et souffrent bien moins de la poussière. Enfin, chez lui, j'ai trouvé d'une façon très nette, des plaques d'anesthésie et d'analgésie au bras et l'avant-bras droit, j'ai pu enfoncer l'épingle sans déterminer ni la sensation de contact ni celle de douleur.

Dans les accidents d'intoxication aiguë, je signalerai une immunité pour le chanvre de Naples, alors que le chanvre de Mamers détermine, à chaque reprise du travail, de la fièvre, de la névralgie du nerf circonflexe.

Observation V

Lem... Victor, 50 ans, peigneur, poids 48 kilog, taille 1 m. 64, 40 ans de travail, circonférence du bras 0,17, du tronc 0,67, ventre retracté, conjonctivite chronique ; pneumoconiose légère, n'est oppressé et ne tousse qu'après avoir travaillé certains chanvres, sensibilités conservées, réflexes conservés, système pileux développé, ongles des orteils déformés, peau brune, miction assez fréquente, urine abondante, force musculaire très diminuée, sens génital presque nul, céphalée lorsqu'il peigne du chanvre de Mamers, le chanvre de Naples lui fait moins de mal ; lorsqu'il se repose une journée, le lendemain, il a la fièvre.

Ce sujet, à l'exemple des autres, se présente avec un poids insuffisant, le ventre rétracté, quelques troubles trophiques, la coloration brune de la peau ; il est porteur d'une pneumoconiose très légère, la dyspnée et la toux ne viennent chez lui qu'à l'occasion de certains chanvres, celui de Mamers; là encore, signalons en passant son idiosyncrasie; il reste presque indifférent au chanvre de Naples. Ce qui nous frappe dans cette observation, c'est l'absence de troubles de la sensibilité; il est atteint de conjonctivite chronique, quelques troubles urinaires que son âge explique et qui, je crois, n'ont rien à faire avec l'intoxication cannabienne, bien que la polyurie et la pollakiurie aient été signalées comme faisant partie des symptômes de cannabisme expérimental.

L'intoxication aiguë ne se révèle que par la céphalée, et quelques accès de fièvre survenant le lendemain d'un jour de repos, lorsqu'il veut reprendre son travail.

Observation VI

Del... Alphonse, 63 ans, peigneur ; poids 49 kilog, taille 1 m. 72, pesait 76 kil., 40 ans de travail ; circonférence du bras 0,12, du tronc 0,62, ventre rétracté, atteint de surdité et de bourdonnements d'oreille ; pneumoconiose depuis quatre ou cinq ans, avant, n'était oppressé qu'à l'occasion du peignage de certains chanvres ; maintenant dyspnée continue, toux fréquente, expectoration abondante, pas d'hémoptysie ; toutes les sensibilités émoussées ; réflexes diminués ; système pileux développé, peau brune ; rien du côté des fonctions urinaires ; force musculaire diminuée ; sens génital complètement aboli depuis longtemps. Les chanvres de Naples et de la Sarthe lui donnent des céphalées, les autres n'ont aucune action sur lui.

Cette observation de vieux peigneur est surtout intéressante par l'âge du sujet, cet homme a su résister à l'influence du chanvre pendant quarante ans; sa pneumoconiose ne remonte qu'à quatre ou cinq ans; jusque-là il n'avait que la dyspnée de l'intoxication aiguë, à l'occasion de certains chanvres; il est encore une preuve du peu d'action du chanvre sur la santé générale, qui chez lui, a toujours été parfaite; elle prouve encore combien certains professionnels, sont réfractaires aux accidents aigus et chroniques, sauf un seul, l'atrophie générale. Enfin, l'âge du sujet nous confirme dans cette opinion, que la durée moyenne de la vie est sensiblement la même, pour les peigneurs que pour les autres ouvriers. Ils maigrissent, sont quelquefois très incommodés par la poussière; mais, en général, ils ne changent pas de métier, travaillent vieux et meurent peigneurs.

Observation VII

Ber... fils, 16 ans 1/2, peigneur, poids 38 kil. 1/2 pesait à 14 ans 42 kil. Taille 1 m. 53 travaille depuis 2 ans, circonférence du bras 0,14 du tronc 0,58, ventre déjà rétracté, bourdonnements fréquents dans les oreilles — respire difficilement l'été, très bien l'hiver — tousse et crache, pas d'hémoptysie, pas de signes stéthoscopiques importants, sensibilités conservées, réflexes diminués, système pileux normal, orteils chevauchant les uns sur les autres, peau décolorée, miction fréquente, céphalée lorsqu'il peigne le chanvre de Naples, moins souvent avec celui de Mamers, a de fréquents accès de fièvre qui se terminent par un sommeil très lourd, au réveil la fièvre a disparu.

Voici ce que présente d'intéressant l'observation de ce jeune homme : à 14 ans, il débute dans la carrière de peigneur pesant 42 kilog. poids normal de cet âge et au lieu de continuer à se développer et à prendre du poids jusqu'à l'âge adulte, il continue à grandir, mais perd quatre kilog. de son poids. Son ventre prend déjà la forme caractéristique, l'intoxication chronique n'est pas encore très accentuée, mais les symptômes d'intoxication aiguë sont bruyants, il a de fréquents bourdonnements d'oreille, de la dyspnée, de la toux, de l'expectoration sans signes stéthoscopiques importants, une céphalée fréquente, de la diurèse, de fréquents accès de fièvre qui obligent le malade à prendre le lit.

Un symptôme, qui chez les vieux peigneurs pouvait être mis sur le compte de l'artério-sclérose, prend chez ce sujet une certaine importance, parce qu'il existe chez presque tous les peigneurs, c'est la polyurie et la pollakiurie.

Observation VIII

Ber... père, 40 ans, peigneur, poids 52 k., a pesé 64 kil., taille 1 m. 62, 10 ans de travail, circonférence du bras 0,14, du tronc 0,71, ventre rétracté. Stomatites fréquentes, dyspnée pendant l'été, disparaît pendant l'hiver, avait commencé à travailler à 11 ans, puis avait cessé pendant 10 ans; pendant cette période avait repris du poids et de l'embonpoint qu'il a bientôt reperdu, il a craché du sang après des efforts de toux occasionnée par le peignage du chanvre de Naples, sensibilité émoussée. Réflexe rotulien diminué, les réflexes plantaires et pharyngiens sont conservés, teint mat, peau peu colorée, pollakiurie, force musculaire diminuée, sens génital diminué, dyspeptique, céphalée lorsqu'il fait du Naples, à chaque fois qu'il recommence ce chanvre, fièvre pendant trois ou quatre jours, sept enfants presque tous morts en bas âge ou venus avant terme, celui qui survit est venu à sept mois, le chanvre de Naples le gêne beaucoup, ceux de la Sarthe presque pas.

Ber... père a commencé le métier de peigneur à l'âge de 11 ans, puis cessant de travailler pendant 10 ans, il prend un développement normal et arrive au poids de 64 kilog. qu'il perd presqu'aussitôt après la reprise du travail, c'est l'un des points intéressants de cette observation, qui met bien en lumière cette propriété atrophiante du chanvre; soustrait à son influence, le peigneur se développe et engraisse, s'y soumettant de nouveau il perd bientôt 24 livres. La peau brune chez les autres peigneurs, est mate, peu colorée, chez lui, il fait exception aux autres sous ce rapport. Tous les autres symptômes de l'intoxication chronique se rencontrent, l'intoxication aiguë est suffisamment caractérisée. Enfin il a eu sept enfants et semble avoir conservé le sens génital longtemps intact, mais il perd presque tous ses enfants en bas âge et ils viennent avant terme, sa femme était fileuse.

Observation IX

Brun... Jules, 41 ans, peigneur, poids 53 kil., pesait 64 kil., taille 1 m. 61, 25 ans de travail, circonférence du bras 0,17, circonférence du tronc 0,65, ventre rétracté, pas d'accidents du côté de la bouche ni des yeux ni des oreilles, pas d'eczéma, pas de pneumoconiose, n'a jamais souffert de la poussière du chanvre, sensibilités émoussées, réflexes conservés, peau brune. Sens génital *non affaibli*, accès de fièvre lorsqu'il recommence à faire du Naples, 4 enfants dont trois morts en bas âge.

Cette observation est remarquable par son caractère presque négatif, en effet,en dehors de l'amaigrissement, du *ventre rétracté*, qui est le signe le plus constant de l'intoxication chronique, et la coloration brune de la peau, les autres symptômes sont absents, l'affaiblissement du sens génital, que nous avons rencontré chez tous les autres n'existe pas. L'intoxication aiguë ne se révèle que par quelques accès de fièvre.

Observation X

Jad... Maurice, 42 ans (peigneur), poids 55 kil., a pesé 63 kil., taille 1 m. 70, travaille depuis 15 ans, très maigre, ventre rétracté.

Autrefois tailleur de pierre, respirait autant de poussière que maintenant, en était très incommodé mais conservait son poids et un certain embonpoint, l'atrophie est venue rapidement aussitôt après son entrée en filature. Aujourd'hui est atteint de pneumoconiose, de dyspnée et de toux, d'expectoration peu abondante, pas d'hémoptysie, pas de trouble de la sensibilité, le système pileux est développé, les ongles sont déformés, la peau est brune, à l'auscultation et à la percussion des signes de bronchite et d'emphysème, diurèse, pollakiurie diurne et nocturne, la force musculaire est diminuée. Le sens génital est affaibli, surtout lorsqu'il travaille le Naples, dyspepsie, otite. L'intoxication aiguë se révèle par des bourdonnements d'oreille fréquents, des stomatites, de la conjonctivite légère, un eczéma, des névralgies du trijumeau et du nerf circonflexe, des céphalées à l'occasion au chanvre de Naples et de la fièvre de chanvre à chaque fois qu'il le travaille.

Cet homme, comme je l'ai dit plus haut, lorsqu'il était tailleur de pierre était plus incommodé par la poussière de la pierre que par celle du chanvre. Cependant il ne maigrissait pas, il pesait 63 kil., poids normal, il change de profession, devient peigneur de chanvre et perd aussitôt rapidement 15 livres. Cette observation a déjà été citée dans le corps de cette thèse. Ce sujet est atteint de pneumoconiose, il n'en souffre pas toujours, de pollakiurie nocturne et diurne et de polyurie, signes fréquemment observés chez les peigneurs. On trouve tous les autres signes de l'intoxication, comme il ne présentent rien de particulier nous ne nous y arrêterons pas.

Observation XI.

L., 42 ans, peigneur. poids 54 kilog. taille 1 m. 71, 20 ans de travail, a eu longtemps pendant un séjour à Rochefort des accès de fièvre intermittente, ventre très rétracté. Excepté un peu de céphalée, n'a jamais présenté de symptômes d'intoxication aiguë, ni conjonctivite, ni stomatite, ni eczéma, ni fièvre de chanvre, pas de pneumoconiose,ni toux, ni dyspnée, pas d'expectoration. Excepté la coloration brune de la peau et la maigraur extrême, pas de symptôme d'intoxication chronique, pas de troubles de la sensibilité, la force musculaire est conservée.

Cet homme malgré un état de maigreur extrême, semble très vigoureux, atteint de fièvre intermittente pendant son séjour à Rochefort, ses accès reviennent tous les ans au printemps ou à l'automne. L'intermittence des accès éloigne l'idée de fièvre du chanvre. En dehors de cette intoxication palustre, la santé de cet homme est parfaite et il peut être presenté comme le type le plus étonnant de vieux peigneur, n'ayant jamais souffert d'une intoxication, ne se révélant que par un seul symptôme, le plus constant du reste, l'atrophie générale.

Observation XII

Pich. Eugène, âge 49 ans, poids 60 kil., a pesé 67 kil. 1/2, taille 1 m. 70, travaille depuis 4 ans seulement. Circonférence du bras 0,21, du tronc 0,70, ventre rétracté, a travaillé à la filature à l'âge de 13 ans, est allé domestique à la campagne, est retourné depuis 4 ans en filature, ne souffre de la poussière que le lundi, pas de pneumoconiose, a craché le sang autrefois mais ne sait pas si ce sang provenait de la poitrine. Sensibilités conservées. Réflexes conservés. Système pileux développé, peau devenue brune, un peu de polyurie et de pollakiurie, sens génital ? céphalée quand il fait du chanvre de Naples ou de Mamers, quelquefois accompagnée de dyspnée angoissante, fièvre avec frissons, chaleur, sueurs toutes les fois qu'il recommence à travailler, force musculaire diminuée.

Pich... est grand, pesait à la filature 67 kil. 1/2. Depuis 4 ans a perdu 7 kil. 1/2. Son ventre est *rétracté*, ce n'est pas un professionnel, aussi n'offre-t-il que le type attenué, ne souffre de la poussière que le lundi, sa peau est devenue brune, les autres symptômes de l'intoxication chronique sont peu marqués.

Ces douze observations sont celles de 12 peigneurs d'un atelier de Champagné. Tous ont le ventre *rétracté* avec ou sans *pneumoconiose* avec ou sans *stomatite, conjonctivite, otite et eczéma.*

Chez tous, excepté un seul, le *sens génital* est diminué ou aboli ; tous sont atteints de *céphalée* et de *fièvre* à l'occasion de la reprise du travail et surtout lorsqu'il s'agit du chanvre de Naples.

Un point remarquable : il existe à ce sujet une véritable idiosyncrasie ; aussi le plus grand nombre redoutent le chanvre de Naples, mais quelques-uns n'en souffrent pas et sont gênés par le chanvre de Mamers. C'est le lundi surtout que la reprise du travail est pénible ; le dimanche a suffi pour rompre l'accoutumance.

Quelques ouvriers alcooliques m'ont affirmé que ce qui les poussait à boire, c'est cette reprise du travail. Ils essaient quelquefois d'être sobres mais sont pris de malaise, de céphalée, de fièvre et trouvent dans l'abus de l'alcool un véritable soulagement. Ne pourrait-on pas expliquer ce traitement empirique.

L'Alcool antidote du Chanvre.

Quelques mots sur les effets de l'alcool sur l'organisme. L'alcool en empêchant les globules sanguins, de prendre une quantité suffisante d'oxygène, rend les combustions incomplètes, les ralentit, ce qui se traduit par l'accumulation du tissu graisseux partout et du globule de graisse dans le globule sanguin. L'alcool, soit par une action directe sur les centres nerveux, soit par sa présence dans le sang, retarde la dénutrition et s'oppose au travail de désassimilation, par suite favorise l'hypertrophie de certains tissus, les proliférations du tissu conjonctif, en un mot, l'alcool excite toutes les proliférations, et mène à la dégénérescence graisseuse de tous les tissus, — de là l'embonpoint des alcooliques, — l'atrophie même des alcooliques résulte d'une prolifération du tissu conjonctif, qui bientôt se rétracte, étouffe les éléments de l'organe qui a paru d'abord s'hypertrophier. Le peigneur, même l'alcoolique, est maigre, mais n'est ni *scléreux* ni *adipeux ;* le principe actif du chanvre, semble avoir comme action principale, dans le cannabisme chronique, d'arrêter les proliférations des tissus et les dégénérescences graissenses; il semble être l'antagoniste déclaré de l'alcool. Voilà pourquoi les peigneurs de chanvre boivent presque impunément. L'intoxication alcoolique aiguë passée, il ne reste rien et ils arrivent rarement à l'intoxication alcoolique chronique. Cette théorie est du reste en rapport avec celle de M. le professeur Hayem, qui propose comme antidote de l'alcool, le chanvre, il affirme que la cannabis indica est le meilleur médicament à employer contre l'alcoolisme chronique, je renverserai la proposition, et je dirai que le meilleur médicament contre l'intoxication du chanvre, c'est l'alcool.

Je rencontre peu d'affections organiques du foie, du

cœur et des reins qui sont le résultat de l'alcoolisme. Les organes continuent à fonctionner normalement pendant de longues années. L'alcool dont se servent les peigneurs de chanvre, pour diminuer les symptômes des poussées aiguës du cannabisme, voit ses effets désastreux annihilés par le cannabisme chronique, qui empêche non seulement toutes les hypertrophies, mais aussi les productions néoplasiques. Pas de cancéreux parmi les peigneurs, et dans un pays comme la Sarthe où les alcooliques sont gras, les peigneurs restent ou deviennent maigres, où toutes les tumeurs se rencontrent à chaque pas, ils font encore exception, le cannabisme semble les préserver.

J'ai essayé dans les observations précédentes, de montrer le peigneur de chanvre sous toutes ses faces, faisant ressortir chez chaque sujet le symptôme ou l'état morbide le plus saillant. Ce sont des types complets, à côté d'eux, j'ai recueilli dans différents ateliers des observations de femmes et de types atténués. Dans ces observations, laissant le côté les symptômes déjà mis en relief, je ne m'attacherai qu'à les montrer sous un jour qui les rend intéressantes.

Je commencerai cette série eu parlant d'un peigneur de chanvre de la filature d'Yvré-l'Évêque, dont la physionomie contrastait tellement avec celle des autres, que j'ai été sur le point d'abandonner ce sujet, croyant un instant avoir mal interprété les cas probants que, j'avais observés jusque là.

Observation XIII

Guil... Joseph, âgé de 50 ans, peigneur, taille 1 m 65, pèse 87 kilogs, travaille depuis 20 ans, à son entrée à la filature il pesait 105 kilogs, a maigri de 36 livres. Détail très important est le fils d'un colosse et pesait 60 kil. à l'âge de 12 ans.

Ce poids énorme de 87 kilogrammes, est donc encore pour lui un poids relativement faible, et là l'exception confirme encore la règle, il est probable que Guil... aurait fait comme son père et serait devenu un colosse; s'il s'est maintenu dans un poids raisonnable, c'est à n'en pas douter, à l'influence du chanvre qu'il le doit. S'il ne présente pas par son poids d'intoxication apparente, cette intoxication se révèle par tous les autres symptômes de l'état aigu et de l'état chronique.

Observation XIV

Jar..., 48 ans, peigneur, Yvré-l'Evêque, 30 ans de travail, taille 1 m 70, poids 47 kil. 500, pesait à son entrée en filature 67 kilog., ventre rétracté, pneumoconiose, conjonctivite et stomatite fréquentes, eczéma, diminution des différentes sensibilités, force musculaire et sens génital diminués. A 18 ans Jar... était audessus de la normale comme poids, il a rapidement maigri et n'a jamais pu reprendre ce qu'il avait perdu.

Observation XV

Mme Coc. Rosalie, 59 ans, fileuse, pèse 47 kilog. 20 ans de travail, ventre rétracté, céphalée fréquente.

Pneumoconiose très légère, sens génital aboli depuis très longtemps, après avoir été exalté au début de sa carrière. A eu cinq métrorrhagies à différentes époques, l'une a duré 2 ans, pendant cette longue période, elle perdait continuellement du sang peu ou beaucoup. Le médecin qui la soignait, avait déclaré qu'elle ne pourrait jamais supporter une semblable cause d'affaiblissement; a eu un enfant qui n'est pas venu à terme et qui n'a pas vécu. Se porte maintenant très bien quoique très maigre, n'est influencée que par la reprise du travail et à l'occasion du chanvre de Naples. Elle a des accès très légers de fièvre et un peu de céphalée.

Cette observation est remarquable par la fréquence et la ténacité des métrorrhagies, qui ont compromis l'existence de cette malheureuse, et par l'accouchement prématuré dont le produit n'a pas vécu.

Observation XVI

Beauf,.. Auguste, 25 ans, taille 1^m60, poids 54 kilog., travaille depuis 2 ans, ventre rétracté, stomatite, bourdonnements d'oreilles, eczéma, pas de pneumoconiose, *sensibilité exaltée*, réflexes exagérés, gastralgie, peau brune, *sens génital très développé*, force musculaire très affaiblie, système pileux peu abondant, peau lisse, névralgie et paralysie faciales, névralgie ileo-lombaire, douleurs dans les membres inférieurs, quelquefois atteint de poussées aiguës.

Nous avons cité cette observation, parce que les troubles de la sensibilité sont en désaccord complet, avec ceux de la sensibilité des autres ouvriers. Cet homme ne travaille que depuis 2 ans à la filature, nous avons vu qu'au début on observait d'abord une excitation de toutes les sensibilités et du sens génital, il est probable que chez Beauf... cette période d'excitation, en général très courte, s'est prolongée, peut-être est-il encore au début d'une affection médullaire, d'une sclérose qui n'aurait rien à faire avec sa profession.

Observation XVII

L... femme P... Céline, 34 ans, taille 1^m54, pèse 49 kilog. a pesé 54 kilog., 17 ans de travail, ventre rétracté, stomatite et conjonctivite fréquentes. Pneumoconiose caractérisée surtout par de la dyspnée, tousse peu, pas d'expectoration, pas d'hémoptysie, deux métrorrhagies dont l'une a duré 2 mois et l'autre 3 mois 1/2, a cessé de travailler à la filature, n'a pas eu d'hémorragie utérine depuis, peau très brune, névralgies, céphalée et fièvre à chaque fois qu'elle recommençait à travailler. Ces accidents duraient trois ou quatre jours, n'en a plus depuis qu'elle a quitté la filature.

Cette observation résume assez bien les accidents communs à beaucoup de fileuses, *pneumoconiose*, *métrorrhagie* et *névralgies*, elle est remarquable par ce fait, que tous les accidents aigus ont cessé immédiatement après son départ de la fabrique.

Observation XVIII

Bous... Alex... 26 ans, très vigoureux, pèse 70 kilog. travaille depuis un an à la filature, était boucher auparavant, pesait 78 kil. a donc déjà perdu 16 livres, le ventre n'est pas encore rétracté, la peau est brune, sens génital affaibli, souffre surtout depuis 8 jours d'accidents aigus, a été forcé de cesser son travail, présente tous les accidents de l'intoxication aiguë, anorexie, courbature, céphalée, fièvre, de la bronchite avec dyspnée angoissante et toux fréquente, ulcérations des fosses nasales, stomatite, conjonctivite, plaques d'eczéma, polyurie et pollakiurie.

Cette observation est très intéressente, Bous... garçon boucher n'a jamais été malade, très fort, très bien musclé, il maigrit avec une rapidité effrayante, a perdu 16 livres en un an, est d'une sensibilité telle aux accidents aigus de l'intoxication, qu'il pourra difficilement continuer à exercer cette profession, peut-être cependant parviendra-t-il à s'acclimater ? L'intoxication chronique se révèle déjà par la coloration de la peau, la diminution très sensible du sens génital et la perte de poids. Depuis que cette observation a été prise Bous.. à maigri de six livres.

Observation XIX

Desp... V... 29 ans, taille 1m70, travaille depuis 3 ans en filature, pesait 70 kil., n'en pèse plus que 59 kil., ventre rétracté, présente déjà tous les symptômes de l'intoxication chronique, tous les troubles de la sensibilité, diminution de la force musculaire et du sens génital, — de la pneumoconiose, de fréquentes poussées d'intoxication aiguë caractérisées par de la fièvre, des céphalées et des conjonctivites.

Cette observation nous donne une idée exacte, de la rapidité avec laquelle les non professionnels sont atteints par le chanvre. Desp... qui était très vigoureux avant son entrée à la filature, se voyant maigrir sans cesse et perdre ses forces, a résolu d'abandonner le métier de cardeur pour se remettre dans l'agriculture.

Observation XX

Observation d'intoxication aiguë

Une observation curieuse d'intoxication est celle-ci : M. Launay de Champagné, qui avait bien voulu prendre des renseignements auprès des ouvriers, pour compléter nos observations, est resté quatre heures dans la carderie. Deux heures après son départ, il fut pris de céphalée, d'anorexie, de frissons, de chaleur qui l'obligèrent à se coucher. Son sommeil fut très agité et peuplé de rêves bizarres, de choses qu'ils n'avait jamais vues, troupeaux d'éléphants, monstres aux formes grotesques. Le matin, il restait un peu de courbature qui se dissipa bientôt après quelques vomissements.

Cet accès de fièvre de chanvre est trop bien caractérisé pour le laisser de côté. On voit avec quelle rapidité, la toxicité du chanvre se fait sentir chez ceux qui n'ont pas l'habitude de vivre avec lui.

PATHOGÉNIE

Peut-on se faire une idée, même approximative, de la pathogénie de l'intoxication cannabienne ?

Pour arriver à faire la pathogénie des accidents du peigneur, avant tout, il faut être sûr de notre étiologie, et établir que nous avons bien à faire à une intoxication, et à une intoxication déterminée par le chanvre.

Nous ne devons pas comme Édouard Charton, dans sa description du tisserand, accuser la privation d'air et de lumière ; le métier n'est plus dans un endroit triste et sombre, nous l'avons déjà dit, son interprétation était fausse, le séjour des ouvriers dans les caves a fait son temps, et la physionomie de l'ouvrier du chanvre est restée la même. Du reste beaucoup de filatures répondent à toutes les exigences de l'hygiène. Les ateliers sont assez vastes et assez bien ventilés, pour que l'ouvrier soit dans d'excellentes conditions, ce n'est pas de là que vient son mal, mais comme nous avons essayé de le prouver, de la poussière. L'ouvrier respire dans une atmosphère où la poussière divisée à l'infini se mêle intimement à l'air. Cette poussière est tellement fine qu'elle pénètre partout, même dans la montre que le peigneur porte dans sa poche, et il suffit de quelques mois, pour qu'une couche épaisse de poussière, en arrête les mouvements et rende un nettoyage nécessaire. Une carderie où travaillent 5 ouvriers, mesure 16 mètres de long sur 12 m. 50 de large et 6 m. 90 de haut. En admettant que l'étoupe de chanvre, perde 750 grammes de son poids pour 100 kilogrammes d'étoupe passée dans une machine, et qu'il en passe 2000 kilogrammes par journée de travail de 11 heures, il en résultera 15 kilogrammes de poussière impalpable, qui se répandra dans les 1368 mètres cubes d'airde l'atelier. Quelle que soit la ventilation, elle est toujours insuffisante, la production de la poussière étant continue, c'est dans l'action de la poussière sur l'économie, que nous devons rechercher la pathogénie.

L'intoxication cannabienne nous paraît s'établir par l'intermédiaire du système nerveux. Bien entendu, sous ce nom nous ne comprenons, ni les accidents locaux, tels que conjonctivite, otite, stomatite, eczéma, ni la pneumoconiose. Tous ces accidents s'expliquent suffisemment par le simple contact.

Mais pour les symptômes généraux, tels que troubles de la nutrition générale, atrophie musculaire et viscérale, troubles de la sensibilité, des réflexes, abolition du sens génital, métrorrhagies et avortement chez la femme, on ne peut avoir recours pour les expliquer, qu'à l'intermédiaire du système nerveux. Là, où la difficulté commence, c'est de savoir quelle est la partie qui est en jeu. S'agit-il d'un trouble apporté dans les centres nerveux ? ou dans les nerfs périphériques ? Ce trouble central ou périphérique s'il existe, est-il purement fonctionnel, ou est-il la manifestation d'une lésion anatomique? et quelle est cette lésion anatomique? Toutes ces questions, nous serons obligé de les laisser sans réponse précise, n'ayant pas d'autopsies pour nous guider. Tout au plus peut-on supposer des analogies, avec ce qu'on a observé dans l'intoxication expérimentale, à savoir la congestion des méninges, vue au cours des expériences de Liouville et Voisin.

TRAITEMENT

En présence de l'intoxication cannabienne, la thérapeutique curative demeure impuissante, une thérapeutique palliative des accidents aigus seulement, peut venir à notre secours. Mais le therapeute est hésitant, se trouvant dans des conditions d'empirisme qui répugnent au médecin. Nous sommes forcés de faire de la médecine de symptômes, nous sommes réduits à combattre les effets ne pouvant supprimer la cause. L'ouvrier n'accuse pas toujours le chanvre des accidents dont il est victime, il les rattache souvent à des causes très lointaines. Il se présente à notre observation, avec des symptômes en apparence étrangers à sa profession. (Fièvre; névralgies; eczéma; otite; troubles de la menstruation, et hanté par l'idée fixe des gens du peuple, qui voulant tout expliquer, invoque des causes tirées de sa vie extérieure.) Si vous n'êtes pas prévenus vous faites fausse route.

Malgré l'habitude de l'ouvrier du chanvre, vous êtes quelquefois trompés, et craignant de vous laisser entraîner par des présomptions, vous commettez des erreurs de diagnostic. Je dois l'avouer elles sont sans importance, car tous ces accidents sont légers, faciles à combattre et cèdent aux moyens que vous avez l'habitude d'employer contre les maladies classiques.

Ainsi la fièvre, est très sensible aux préparations de

quinine et d'antipyrine, les névralgies cèdent à la phénacétine, à l'exalgine et à l'essence de térébenthine; la stomatite, les angines se contentent de gargarismes et du collutoires antiseptiques, du borate de soude, du chlorate de potasse et des acides végétaux; lorsqu'elles sont très douloureuses, de la cocaïne; ulcéreuses, des cautérisations de nitrate d'argent et de sulfate de cuivre. L'eczéma se modifie rapidement sous l'influence de l'oxyde de zinc, ou de l'enveloppement de caoutchouc. Il n'est pas jusqu'à la pneumoconiose entretenue sans cesse par la poussière, qui ne cède au traitement classique de la phtisie, la créosote.

Les ouvriers font souvent eux-mêmes le choix des médicaments qui doivent les soulager. Chaque fois que je donne mes consultations, il s'en présente toujours un certain nombre, qui ne me demandent pas d'ordonnance, ils se contentent de me dire : Je tousse, vous m'avez donné des pilules qui me font du bien, du goudron créosoté, voulez-vous m'en prescrire. C'est en effet le médicament qui semble apporter le plus de soulagement, dans tous les cas de pneumoconiose ; dans les aménorrhées, les métrorrhagies, employez la thérapeutique journalière et vous vous en trouverez bien.

Ces indications thérapeutiques s'adressent à l'intoxications aiguë, mais que faire en présence de l'intoxication chronique ; même impuissance d'un traitement curatif. J'ai essayé, à une époque où je ne voyais pas clairement à quels malades j'avais affaire, tous les traitements reconstituants; les résultats n'ont pas recompensé mes efforts. Jamais je n'ai pu constater de résultat appréciable, mes sujets sont restés maigres, et l'huile de foie de morue en particulier, a trompé toutes mes prévisions. A quoi bon insister, pas de traitement curatif, le traitement palliatif doit-il nous suffire, je ne crois pas, nous pouvons avoir recours au traitement prophylactique; voyons en quoi il consiste :

TRAITEMENT PROPHYLACTIQUE

La prophylaxie, en effet, a été la préoccupation constante, non seulement des hygiénistes, mais des industriels qui ont de bonne heure compris le proverbe latin: *Mens sana in corpore sano*. Quelques-uns même ont institué des primes à la santé, payant davantage que les autres, les ouvriers qui ne sont jamais malades. Accusant l'alcoolisme de tous les désordres produits, signalant ce fait aux ouvriers, ils ont pensé qu'en les amenant à la tempérance, ils les conserveraient bien portants; d'autres plus logiques, ont fondé des sociétés de secours mutuels, qui assurent la gratuité du médecin, des médicaments et des secours alimentaires pendant la maladie, améliorant les conditions physiques dans lesquelles se trouvent leurs ouvriers. Je ne puis aller plus loin, sans parler de l'organisation des secours médicaux, dans les deux filatures d'Yvré et de Champagné de M. Leduc. Moyennant un abandon de salaire tellement petit que l'ouvrier ne peut s'en apercevoir, il reçoit les secours médicaux les plus larges, et l'organisation est assez libérale, pour qu'il n'ait jamais à ressentir la différence qui existe souvent, entre les services rétribués et ceux qui ne le sont pas. Des syndics, pris parmi eux, veillent à l'exécution de toutes les clauses, d'un règlement que chaque ouvrier possède, et cette surveillance, bienveillante pour le malade, utile au médecin, assure à cette société un fonctionnement parfait. Accusant la mauvaise alimentation, l'hygiène de l'habitation, de tous les désordres constatés, les industriels ont essayé de nourrir et loger l'ouvrier. Théoriquement, les résultats devraient être excellents ; pratiquement, ils sont déplorables, l'ouvrier, se regarde toujours comme un exploité, et a une tendance à accuser de spéculation malhonnête, ceux qui ont tenté cette expérience. Je connais une filature, où une cantine devrait assurer le bien-être des ouvriers, ils n'y vont que contraints, sont malheureux de cet état de chose, et je crois que cette privation de liberté leur est plus funeste qu'utile. J'en dirai autant des cités ouvrières, où on a essayé de les parquer par sexe et par état civil, mettant, d'un côté les célibataires hommes, d'un autre côté les filles, dans une troisième catégorie les ménages. Tout cela est à peu près inapplicable, et vous n'avez qu'à entendre le jugement porté par les ouvriers, pour comprendre que l'on a tort de vouloir rendre les gens heureux malgré leur volonté. On a essayé de faire adopter des vêtements hygiéniques ; jamais l'ouvrier ne consentira à porter un uniforme. Ses ressources ne lui permettent pas d'avoir une garde-robe bien garnie, il voudra tout au moins avoir un vêtement de son choix, qu'il portera neuf le dimanche, et qu'il finira d'user en fabrique.

Les soins de propreté. Là je crois qu'il serait plus facile de faire quelque chose. Si l'ouvrier ne se nettoie pas suffisamment, c'est parce qu'il n'a pas ce qu'il faut chez lui. Que l'on installe dans les filatures des lavabos et des bains, le nombre des ouvriers propres augmentera.

Il y a bien à dire sur les conditions hygiéniques inhérentes aux ateliers. Je suis heureux de constater que tel n'est pas le cas des ateliers de Champagné et d'Yvré. Ils ne sont pas luxueux, ils sont propres et possèdent surtout cet avantage inappréciable sur les ateliers des autres filatures, ils sont vastes relativement à leur population, pas d'encombrement, pas d'étages superposés, pas de confinement. En pleine campagne la ventilation sans appareils est facilement assurée et l'air pur la rend efficace.

Comme je l'ai dit plus haut, la force hydraulique étant la seule qui préside à l'exécution des travaux, la lumière électrique étant adoptée, pas de températures élevées dans les ateliers, pas de vapeur d'eau rendant le séjour humide.

Ce sont les poussières qui, de tout temps, ont préoccupé les hygiénistes, aussi l'idée d'y soustraire les ouvriers n'est pas nouvelle. Plusieurs ont essayé :

1° D'empêcher la poussière de sortir du métier et de pénétrer dans l'atelier. Ce procédé applicable à certaines industries, adopté en Angleterre où il rend de grands services, ne l'est pas à l'industrie du chanvre ;

2° Empêcher la poussière de séjourner longtemps dans l'atelier et de rester suspendue dans l'air. La première condition est obtenue par des ventilateurs de toutes sortes, mais tous ont un inconvénient, c'est d'imprimer un mouvement à cette poussière, luttant contre la pesanteur et la maintenant longtemps en suspension. La deuxième condition : empêcher cette poussière de séjourner dans l'air, serait obtenue par des aspirateurs, dont l'essai se fait en ce moment à l'usine de M. Janvier du Mans. Ils favoriseraient l'effet de la pesanteur et non-seulement raréfieraient la poussière, mais la supprimeraient presque complètement jusqu'à une certaine hauteur, au-dessus de laquelle la tête de l'ouvrier émerge.

Comme dans toutes les filatures, certains travaux produisent plus de poussière que d'autres, on a essayé le moyen suivant assez ingénieux ; changer l'ouvrier d'atelier. Le moyen outre qu'il est peu rationnel puisqu'il augmente le nombre des victimes, tout en diminuant l'intensité des accidents, est encore peu pratique. Dans la filature, le peigneur est peigneur, c'est un métier ; il ne peut pas et ne voudrait pas faire autre chose que du peignage; on a voulu diminuer la durée du travail ; mais ni l'ouvrier, ni le patron, n'y trouvent leur compte, d'un côté vous diminuez le salaire, de l'autre vous diminuez le rendement; chez l'un vous diminuez le bien-être, chez l'autre, augmentant sans utilité les frais généraux, vous diminuez le bénéfice.

3o Isoler de la poussière l'ouvrier qui y est plongé réaliserait le troisième procédé.

LE MASQUE

Cette idée de masque, qui est aussi ancienne que malheureuse dans ses applications, m'est venue comme elle a dû venir à beaucoup; me trouvant pour la première fois dans une carderie, suffoqué au bout de quelques minutes, j'étais stupéfait d'abord, de voir des hommes vivre en bonne intelligence avec la poussière, je me demandais ensuite, comment l'idée si simple du masque n'avait pas trouvé d'exécution. Il était pourtant urgent de préserver ces malheureux, de cette gêne incessante et des accidents de l'avenir. L'idée était simple, l'exécution difficile.

Quelles sont les conditions qu'un bon masque doit remplir ?

La poussière, celle du chanvre en particulier, s'attaque à tous les orifices de la tête, bouche, nez, yeux, oreilles. La première condition que doit remplir un masque, c'est de soustraire complètement les orifices à la poussière, et par suite envelopper toute la tête ; mais cet enveloppement présente les inconvénients suivants:

1° L'augmentation du poids.

2° L'insuffisance de l'éclairage.

3° La gêne du masque s'appliquant sur la face.

4° La température élevée qui en résulte.

5° La difficulté que l'ouvrier éprouve pour se moucher, cracher et l'ennui d'enlever ce masque pour satisfaire ces besoins.

6° La gêne respiratoire résultant du filtrage de l'air.

Pour qu'un masque soit complet et soit bon il faut donc :

1° Qu'il enveloppe toute la tête.

2° Qu'il soit suffisamment éclairé.

3° Qu'il soit léger.

4° Qu'il ne touche pas la face et en soit même séparé par un espace suffisant, pour que dans tous les mouvements il ne vienne jamais s'y appliquer.

5° Que la température n'y soit pas sensiblement plus élevée que la température ambiante.

6° Que l'ouvrier puisse se moucher et cracher facilement sans défaire son masque.

7° Qu'il respire facilement.

Désirant contribuer à la réalisation de ce rêve, j'ai cherché tout ce qui a été fait et tout ce qu'il était possible de faire.

Je me suis d'abord adressé aux industriels qui m'ont tous répondu la même chose ; le masque est une utopie. Ils sont tous mauvais et seraient-ils bons, jamais un ouvrier ne consentira à travailler avec cette entrave. Partout où un appareil de ce genre a été employé, quelque léger qu'il fut, jamais l'ouvrier n'a pu le supporter.

Ce début n'était pas encourageant, mais en y refléchissant bien, j'ai pensé qu'il devait y avoir autre chose, qu'une répugnance et un entêtement bête, de la part de l'ouvrier : il a généralement trop l'instinct du vrai, pour ne pas adopter un appareil, capable de le soustraire aux influences funestes et irréparables de sa profession ; il fallait de la part de l'appareil une grande défectuosité.

Pour vérifier ce fait, je m'adressais aux fabricants. J'allais chez M. Collin, lui demandant de me montrer un masque d'ouvrier. Plusieurs modèles me furent présentés, entre autres le masque de M. le Dr Pietra Santa. Il se compose uniquement d'un baillon obstruant le nez et la bouche. Ce baillon en cuir présente deux ouvertures, l'une au niveau des fosses nasales, l'autre de la bouche, garnies d'une double feuille de tarlatane solide, à mailles peu serrées et contenant entre ses deux feuillets une couche de ouate, le tout supporté par deux fils s'attachant aux oreilles. Il n'est pas possible de trouver quelque chose de plus simple. Pourquoi donc, l'insuccès de ce masque, qui avait été commandé, je crois, pour les ouvriers du Creuzot. La raison en est bien simple. Là dessous, l'ouvrier ne respire pas, il étouffe. Cependant l'air passe facilement à travers la ouate, mais le masque étant appliqué directement sur la bouche et sur les fosses nasales, pour avoir de l'air, il faut que le patient lui imprime la vitesse nécessaire, pour lui faire traverser le filtre. De là des efforts d'inspiration. Pour l'expulser, mêmes efforts de l'expiration. Chaque mouvement respiratoire est un travail pénible. Il n'est pas dès lors étonnant que cet appareil soit mort-né.

On a essayé un mouchoir fin plié en cravate, et légèrement mouillé, on le place au devant de la bouche et du nez, il présente les mêmes inconvénients que le précédent et il est plus imparfait: d'autres remplacent dans le baillon, la tarlatane par la toile métallique, son application est désagréable et douloureuse. On a employé des masques de gaze recouvrant toute la face ou une partie. Ces masques très légers, assez frais, ont pour principal inconvénient : 1° de laisser passer les poussières impalpables. 2° D'en conserver entre les mailles du tissu, une quantité suffisante pour le rendre inutile au bout d'un peu de temps. L'ouvrier étouffe et la vapeur d'eau de la respiration, le fait coller, adhérer à la face d'une façon très désagréable. L'appareil de M. Picard, n'est qu'une variété de celui de M. Pietra-Santa.

NOUVEAU MODÈLE

J'ai fait construire, par M. Chemin du Mans, un appareil dont je présente aujourd'hui la description et la photographie. Je n'ai pas la prétention de le croire parfait, j'ai même pu depuis qu'il est fait en constater les imperfections, mais je crois avoir résolu certaines difficultés, et si mon appareil est trop défectueux pour être adopté, peut-être un hygiéniste plus heureux que moi, trouvera-t-il en le perfectionnant l'appareil désiré.

DESCRIPTION DU MASQUE

Ce masque, qui sépare complètement la tête du milieu ambiant, se compose essentiellement :

1° D'une calotte qui sert de coiffure à l'ouvrier et en même temps supporte tout l'appareil.

2° En avant, une ouverture rectangulaire à grand diamètre vertical, formé d'un châssis métallique avec charnière supérieure soutenant un cadre vitré, qui s'ouvre de bas en haut et assure un éclairage suffisant. Par sa

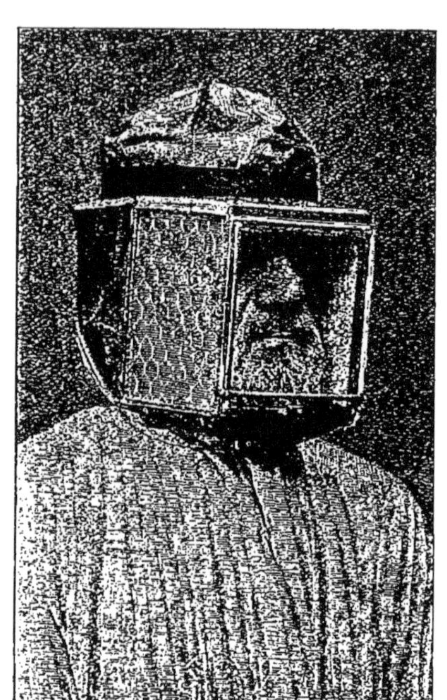

Masque de peigneur.

mobilité et sa facilité à l'ouvrir, permet à l'ouvrier de se moucher, de s'essuyer et de cracher;

3° Latéralement et en avant, deux ouvertures rectangulaires, grand diamètre vertical, fermées par deux toiles métalliques superposées, l'une à petites mailles extérieure mobile, l'autre à grandes mailles intérieure et fixe, les deux séparées par une couche d'ouate facile à renouveler. L'une des toiles métalliques, est fixée à une charnière latérale s'ouvrant facilement. Une ouverture semblable et formée des mêmes éléments, est ménagée par derrière en haut du masque. Ce sont ces ouvertures, qui laissent passer l'air filtré dans l'intérieur de l'appareil, car toutes ces parties sont éloignées de la face, de façon à ménager à l'intérieur une réserve d'air, dont nous verrons l'utilité tout à l'heure.

Toutes ces parties sont réunies par un squelette métallique très léger, et cette chambre est complétée par une étoffe imperméable, qui comble tous les vides laissés entre les pièces de l'appareil. Cette toile imperméable, se prolonge de façon à comprendre le cou et la partie supérieure du thorax. Voici la composition schématique du masque. Une discussion sur ses avantages et ses défauts, terminera l'indication de ce moyen prophylactique. Quels sont ses avantages? Quels sont ses inconvénients?

1° Il soustrait toute la tête à l'influence des poussières, et non seulement, il empêche la pneumoconiose et l'intoxication par l'absorption pulmonaire, mais si son application est possible, il supprime les accidents de conjonctivite, otite, les ulcérations du nez, les stomatites.

2° Un grand chassis vitré assure son éclairage. Là, une seule objection peut m'être faite. L'air chargé de vapeur d'eau, vient frapper le verre, le ternit et rend la vision difficile. Cette objection est sérieuse, et j'avoue qu'on ne peut y remédier que dans une certaine mesure. Le moyen est bien simple, en prenant le masque, on passe à la face intérieure un linge mouillé. Cette précaution suffira pour assurer pendant longtemps la clarté du vitrage, s'il se ternit de nouveau, il suffira ensuite d'ouvrir la charnière et d'essuyer avec le mouchoir.

3° La légèreté. Il est certain que cet appareil n'est pas aussi léger que celui du docteur Pietra-Santa, mais il n'est pas très lourd. Voici le poids de celui que j'ai fait construire, il a été fait grossièrement et je pense réduire son poids de beaucoup. Il pèse un peu plus de 450 grammes, c'est-à-dire 200 grammes de plus qu'un chapeau haut de forme mécanique. Prenant son point d'appui sur la tête, il ne gêne pas plus que ne le ferait un chapeau un peu lourd. Il suit tous les mouvements de la tête et l'ouvrier est assez à l'aise.

4° Il ne touche pas la face. Le chapeau masque a des rebords assez larges, qui supportent le reste de l'appareil, et une séparation de quelques centimètres l'empêche de toucher la face du patient; entre elle et le masque, l'air circule librement.

5° La température. Ce masque est-il chaud? Je l'ai fait construire à une saison où il est bien difficile de trancher la question. Il m'a paru avoir surtout cet inconvénient. Voici ce que j'ai fait faire pour y remédier. J'ai ménagé autour de la tête une chambre remplie d'air. Cet air se renouvelle sans cesse. J'ai établi, à cet effet, à la partie postérieure et supérieure du masque, une ouverture qui, avec les ouvertures antérieures, détermine un courant, une sorte de tirage.

L'air expiré, étant le plus chaud, a une tendance naturelle à se porter vers cette ouverture et se trouve remplacé par de l'air frais venant du dehors. Je vais faire construire un nouveau modèle, où j'augmenterai de beaucoup sa chambre d'air en élargissant les bords du chapeau. Quoi qu'il en soit, j'ai pu faire travailler pendant plusieurs heures un ouvrier, qui, au début, se prêtait mal à l'expérience, et à la fin, m'a avoué qu'il avait eu un peu chaud, mais que cette température lui paraissait plus supportable que la poussière.

6° Nous avons vu que le chassis vitré étant mobile, l'ouvrier peut facilement se moucher et cracher. Je n'insisterai pas sur cet avantage; ce qu'il y a de certain, c'est qu'un des plus grands inconvénients du baillon, c'est de ne pouvoir satisfaire ces besoins naturels sans l'enlever.

7° L'ouvrier respire et respire facilement, sans faire d'effort. Si l'ouate est un filtre parfait, il se laisse traverser très facilement par l'air. La réserve d'air contenue dans l'appareil, fait les frais de la respiration, et c'est par ce mécanisme de tirage, que j'expliquai tout à l'heure, que l'air se renouvelle sans cesse, et assure aux poumons, non pas un air confiné, comme on serait tenté de le croire, mais un air où tous les éléments constituants sont en proportion voulue, surtout en hiver, où la différence entre la température de l'air expiré et de l'air ambiant est plus sensible.

Je me suis attaché à démontrer les avantages de cet appareil, je dois à la vérité de dire que je suis très inquiet sur son sort. D'abord, comme je l'ai déjà dit, il est loin d'être parfait. Ensuite, serait-il parfait, comment sera-t-il accueilli par les ouvriers ? Je n'ose pas trop compter sur leur bon sens. Je ferai l'expérience avec prudence, cherchant d'abord des hommes non prévenus et de bonne volonté. Je ne l'essaierai qu'après l'été, de façon à ne pas avoir pour ennemi la chaleur. Je choisirai des sujets très sensibles aux effets de la poussière du chanvre, et j'espère obtenir des résultats appréciables et suffisants, pour encourager les hygiénistes dans cette voie.

Pour terminer cet essai de prophylaxie, qu'il me soit permis d'attirer l'attention des pouvoirs publics, sur l'unanimité des peigneurs à maudire le chanvre de Naples. C'est leur plus grand ennemi. Sa poussière qui semble cependant peu abondante, produit des poussées d'intoxication aiguë d'une telle violence, qu'il est impossible de le travailler longtemps.

On a prétendu que cette action nuisible, était due au soufre contenu dans les fibres de la plante. Ceci peut être vrai, quand il s'agit d'expliquer les accès de suffocations qu'il détermine. Mais le soufre ne produit, ni céphalée, ni fièvre, on doit donc remonter plus haut. De tels accidents sont ceux de la cannabine. Cette résine est plus abondante dans le chanvre italien que dans l'indigène. La production exagérée de cette résine est déterminée par le chaud climat de l'Italie. Quoi qu'il en soit, il serait humain de soustraire les ouvriers à cette influence funeste. Que le chanvre de Naples soit assez lourdement imposé, pour ne plus pouvoir franchir la frontière, et venir faire une concurrence, désastreuse pour nos cultivateurs, dangereuse pour nos ouvriers. Que les primes déjà accordées au chanvre français, soient augmentées, et surtout que le rouissage à air libre et à eau courante soit favorisé par tous les moyens possibles. Le rouissage à eau stagnante augmente la toxicité du chanvre. Qu'il soit prohibé, le cultivateur sera forcé de faire rouir à air libre ou de transporter sa récolte dans la rivière voisine. Enfin, si nos cultures sont insuffisantes pour alimenter l'industrie, pourquoi, au lieu d'acheter des produits italiens, ne pas nous adresser à la Russie, nation amie, dont les chanvres sont aussi inoffensifs que les meilleurs chanvres indigènes.

BIBLIOGRAPHIE

1. **Proust.** — *Traité d'hygiène.*

3. **Villard,** — *Du haschish, étude clinique, physiologique et thérapeutique.*

3. **Eloy Charles.** — *Dictionnaire des sciences médicales de Dechambre.*

4. **Ramazzini.** — *Traité des maladies des artisans*, 1823.

5. **Robiquet.** — *Rapport fait à l'académie de médecine sur les inconvénients que pourrait avoir le rouissage du chanvre dans l'eau qui alimente les fontaines de la ville du Mans*, 1829.

6. **Parent-Duchatelet.** — *Le rouissage du chanvre considéré sous le rapport de l'hygiène publique*, 1832.

7. **E. Vallin.** *Dictionnaire des sciences médicales de Dechambre.*

8. **Delioux de Savignac.** — *Idem.*

9. **Cazin.** — *Traité des plantes médicinales indigènes*, 1868.

10. **Marvaudin.** — *Traité du chanvre*, 1758.

11. **Vétillart.** — *Etudes sur les fibres végétales textiles employées dans l'industrie*, 1876.

12. **Beaugrand.** — *Dictionnaire des sciences.*

13. **Toulmonde.** — 1852.

14. **Picard.** — *De l'hygiène des ouvriers employés dans les filatures*, 1863.

15. **Villermi.** — *Bulletin de l'école manufacturière de coton, de laine et de soie*, 1840.

16. **Laforêt.** — *Dissertation sur les avantages et l'emploi de la broie mécanique rurale pur teiller le chanvre sans rouissage préalable.*

17. **Préobrankensky.** — *Dictionnaire de Dechambre.*

18. **Marx.** — *Consultations sur les questions de salubrité relative au rouissage par de Galuvelle.* Paris, 1828.

19. **Hayem.** — *Leçons de thérapeutiques.*

20. **Toulmouche.** — *Mémoire sur les maladies occasionnées par le chanvre et sur une affection morbide nouvelle de la bouche chez les fileurs de chanvre.* (Gaz. Méd. 1832.

CONCLUSIONS

1. — Les troubles obervés chez le peigneur de chanvre sont dus à une intoxication.

2. — Cette intoxication se manifeste par des troubles locaux et par des troubles généraux.

3. — On trouve deux formes bien tranchées, une forme aiguë et une forme chronique.

4. — L'intoxication a pour porte d'entrée les voies respiratoires.

5. — Pour agent d'intoxication les poussières de chanvre.

6. — Cette poussière agit par les principes actifs du chanvre.

7. — Ces principes actifs sont les mêmes que ceux contenus dans le chanvre indien.

8. — Leur action est la même, mais atténuée, et consiste surtout en une atrophie générale de tous les tissus.

9. — Les principes toxiques sont des poisons du système nerveux.

10. — Le pronostic de cette intoxication est benin pour l'individu et beaucoup plus grave au point de vue de la reproduction.

11. — Les accidents aigus de l'intoxication cannabienne ne fournissent pas d'indication thérapeutique à part.

12. — Quant à l'intoxication chronique, le meilleur moyen à diriger contre elle, repose dans une prophylaxie rigoureuse dont nous nous sommes efforcé de tracer les conditions.

TABLE DES MATIERES

Le Mans. — Typ. Ed. Monnoyer.

www.ingramcontent.com/pod-product-compliance
Ingram Content Group UK Ltd.
Pitfield, Milton Keynes, MK11 3LW, UK
UKHW022126190726
13855UKWH00003B/1048